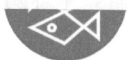

Die meisten Menschen sitzen, stehen und gehen nicht optimal. Gerade der typische Büroalltag führt leicht zu Verspannungen und irgendwann zu chronischen Beschwerden.
Die Übungen, die Frank Wildman für dieses Buch zusammengestellt hat, basieren auf dem Grundgedanken von Moshe Feldenkrais, daß es eine natürliche körperliche Intelligenz gibt, die durch geeignete Schulung selbst aktiv wird.
Die Lektionen sind speziell für alltägliche Beschwerden konzipiert. Sie sind einfach und meistens unauffällig auszuführen und helfen, akute Beeinträchtigungen und Streß abzubauen.

Dr. Frank Wildman hat zehn Jahre mit Dr. Moshe Feldenkrais gearbeitet und 1977 seine Ausbildung bei ihm abgeschlossen. Er ist Direktor des »Institute for Movement Studies« in Berkeley, Cal., das Feldenkrais-Trainer aus Amerika, Australien und Europa ausbildet.

Weitere Informationen finden Sie auf www.fischerverlage.de

Frank Wildman

Feldenkrais
Übungen für jeden Tag

Aus dem Amerikanischen
von Vukadin Milojevic

Zeichnungen von
Michelle Chang

FISCHER Taschenbuch

20. Auflage

Originalausgabe
© 2025 S. Fischer Verlag GmbH,
Hedderichstr. 114, 60596 Frankfurt am Main
Die Nutzung unserer Werke für Text- und Data-Mining
im Sinne von § 44b UrhG behalten wir uns explizit vor.
Printed in Germany
ISBN 978-3-596-12489-3

Kontaktadresse nach EU-Produktsicherheitsverordnung:
produktsicherheit@fischerverlage.de

Inhaltsverzeichnis

Einleitung 7

1. Kapitel Lektionen, die das Sitzen erleichtern 13
  1 Der Beckenspaziergang 15
  2 Das Zifferblatt 18
  3 Das lebendige Becken 21
  4 Entlastung des mittleren Rückens 24
  5 Befreite Schultern 28
  6 Entspannung für Hals und Schultern 30
  7 Sanfte Hände 34
  8 Sicheres Bücken 37
  9 Mehr Beweglichkeit für Hals, Schultern
und Rücken 40
  10 Bessere Koordination von Hals, Schultern
und Rücken 43
  11 Vom Sitzen zum Stehen 47
  12 Mehr Beweglichkeit für Arme und Schultern 51

**2. Kapitel Lektionen zur Verringerung der Anspannung
in Kiefer, Mund, Gesicht und Hals** 55
  1 Der entspannte Kiefer 57
  2 Der weiche Mund 60
  3 Der freie Hals 63
  4 Das lebendige Gesicht 65

3. Kapitel Entspanntes Autofahren 67
  1 Die optimale Fahrhaltung 69
  2 Entspannung der Augen 72
  3 Müheloses Einparken 74

**4. Kapitel Lektionen zur Vorbeugung und Linderung
von Rückenschmerzen** 77

  1 Der Körperspiegel 79
  2 Rock 'n' Roll 83
  3 Der biegsame Rücken 87
  4 Bequemes Drehen der Wirbelsäule 93
  5 Nach hinten beugen – leicht gemacht 96
  6 Beweglichkeit des Halses, Teil I 101
  7 Beweglichkeit des Halses, Teil II 104
  8 Beweglichkeit von Rücken und Hüften 106
  9 Beweglichkeit der Wirbelsäule 110
 10 Integration der Wirbelsäule 115
 11 Rollen wie ein Bär 119

5. Kapitel Freude am Laufen 123

  1 Sicheres Gleichgewicht 125
  2 Entdecken Sie Füße und Knöchel 130
  3 Entlastung von Hüften und Knien 135
  4 Kraftvolles Gehen 138
  5 Gleichmäßiges Auftreten 143
  6 Harmonisches Gehen 147

6. Kapitel Lektionen zur Verbesserung der Atmung 151

  1 Atemlektion I 153
  2 Atemlektion II 157
  3 Atemlektion III 161

**7. Kapitel Lektionen zur Verbesserung
der Körperkoordination** 165

  1 Entspannte Hüften 167
  2 Die Entspannungsrolle 170
  3 Die Bauchrolle 172
  4 Lockern der Kniesehnen, Teil I 174
  5 Lockern der Kniesehnen, Teil II 178
  6 Dehnungsmassage 182
  7 Dehnen und Strecken 186
  8 Geölte Hüften 191

Einleitung

Sie werden in diesem Buch eine Methode kennenlernen, mit der Sie sowohl Ihre körperlichen wie auch Ihre geistigen Fähigkeiten auf angenehme und mühelose Weise verbessern können. Sie werden lernen, die Freude und das Wohlgefühl wiederzuentdecken, die sich einstellen, wenn Sie sich leicht, gut koordiniert und ohne unnötige Anstrengung bewegen.
Der Mensch ist das einzige Lebewesen, das lernen muß sich zu bewegen. Wir verbringen die ersten Jahre unseres Lebens damit, allmählich zu entdecken, wie wir die verschiedenen Körperteile in Beziehung zueinander und zu unserer Umgebung bewegen können. Wir lernen zu fühlen, wo unsere Arme sind, wie weit unsere Füße vom Kopf entfernt sind, wo oben und unten ist. Ohne diesen Lernprozeß wären wir nicht in der Lage, unseren Körper zu nutzen, und wüßten nicht, wie wir unsere Beine und Arme bewegen sollten, um zu krabbeln, unser Gleichgewicht zu halten oder überhaupt in der Welt zu funktionieren.
Die meisten von uns beenden diesen Lernprozeß, sobald sie sich gut genug bewegen können, um den alltäglichen Anforderungen unserer Umgebung zu entsprechen. Das spielerische Experimentieren mit Bewegung, das aufmerksame Wahrnehmen und Erleben der Vorgänge in unserem Körper hört auf, und wir beginnen, unsere Bewegungen automatisch auszuführen. Wir geben uns damit zufrieden, eine Tätigkeit auf eine gewohnte und vertraute Art und Weise auszuführen, und hören auf, unsere Bewegungen weiter zu verfeinern und unser Körperbewußtsein zu vertiefen, sobald wir ein passables Maß an Kompetenz erreichen.
Unsere Bewegungen erfüllen zwar zunächst ihren Zweck, aber wir lernen nie, wie wir die Möglichkeiten unseres Körpers voll nutzen können, und setzen daher oft ein Vielfaches der nötigen Anstrengung ein, überanstrengen bestimmte Muskeln und setzen andere dafür kaum ein. Die Folgen dieses automatischen, unbewußten Gebrauchs sind körperliche Beschwerden, chronische Verspannungen, Müdigkeit und unnötige Verschleißerscheinungen, die bis zur Berufsunfähigkeit führen können.

Wir erklären uns diese Schwierigkeiten meist damit, daß unser Körper den Belastungen bestimmter Tätigkeiten nicht gewachsen ist, sei es, weil wir körperlich nicht ausreichend kräftig, gelenkig oder ausdauernd usw. sind, oder weil die Tätigkeit selbst zu belastend ist. Wir suchen die Lösung folglich darin, entweder unseren Körper durch Übungen kräftiger, gelenkiger und ausdauernder zu machen oder die betreffende Tätigkeit zu meiden. Wir erwägen selten die Möglichkeit, daß die Art und Weise, *wie* wir die Tätigkeit ausführen, wie wir uns bewegen, wie wir unseren Körper einsetzen, der Grund für unsere Beschwerden sein könnte. Doch solange wir nicht verstehen, was wir getan haben, um bestimmte Beschwerden zu verursachen, oder wie wir durch einen anderen Gebrauch ähnliche Beschwerden in der Zukunft vermeiden können, wird uns auch mehr Kraft, Gelenkigkeit oder Ausdauer nur wenig helfen können.

Die Feldenkrais-Methode, benannt nach ihrem Begründer, dem israelischen Physiker und Bewegungslehrer Moshe Feldenkrais (1904 bis 1984), vermittelt Ihnen eine Grundlage dafür, die Intelligenz Ihres Körpers zu nutzen, um Ihre Bewegungen zu optimieren.

Es geht bei diesen Lektionen nicht um das mechanische Wiederholen von Bewegungen. Die Lektionen wirken nicht dadurch, daß sie die Muskeln dehnen oder geschmeidiger machen, sondern weil sie die Wirksamkeit verbessern, mit der das Gehirn Bewegungen koordiniert und kontrolliert. Sie bieten Ihnen die Gelegenheit zu lernen, wie Sie von den unbegrenzten Möglichkeiten Ihres Gehirns Gebrauch machen können – darum heißen sie »Lektionen« und nicht »Übungen«.

Die Lektionen sind keine Rezepte für »richtige« Bewegungen, sie schreiben Ihnen nicht vor, wie Sie atmen oder gehen, sitzen oder stehen sollen. Sie zeigen Ihnen, wie Sie selbst Ihr eigener Maßstab für wirksame Bewegungen werden können. Sie lernen bewußt wahrzunehmen, wie Sie sich bewegen, wie die Spannungsmuster in Ihrem Körper sind, wo Sie zuviel Arbeit aufwenden und sich Dinge unnötig schwermachen, und mit diesem Wissen wird es dann für Sie leicht, neue Bewegungen zu entwickeln.

Sie werden in diesen Lektionen lernen, genaue Unterscheidungen zu treffen, indem Sie Ihre Aufmerksamkeit auf »kleine« Bewegungen richten und diese dann zu größeren, komplexeren Bewegungseinheiten zusammensetzen. Die Fähigkeit, diese feinen Unterscheidungen zu füh-

Einleitung

len, diese Zunahme an Bewußtheit über die Art und Weise, wie Sie Ihren Körper gebrauchen, wird Ihnen über die Lektionen in diesem Buch hinaus eine Grundlage dafür geben, um sich in den verschiedensten Situationen sicher und entspannt bewegen zu können.

Die Feldenkrais-Methode wird mittlerweile in einer Vielzahl von Bereichen angewendet, von der Gerontologie bis zur Rehabilitation bei neurologischen Störungen, vom Spitzensport bis zur Tanz- und Theaterausbildung. Sportler haben, ohne sonstige Veränderung ihres Trainingsprogramms, damit ihre Geschwindigkeit gesteigert und ihre Koordination verbessert, Unfallopfer konnten ihre Beweglichkeit steigern, auch wenn die Verletzung selbst unverändert weiterbestand.

Die Bewegungen in den folgenden Lektionen sind nicht nur dafür gedacht, Ihnen zu zeigen, wie Sie sich wirksamer und leichter bewegen können, sie sollen Sie auch wieder mit der Freude verbinden, die diese Veränderungen bewirken können. Wenn Sie während einer Lektion unvermittelt zu lächeln beginnen, wissen Sie, daß Sie auf dem richtigen Weg sind.

Bevor Sie beginnen, hier zunächst einige Hinweise dafür, wie Sie den größten Nutzen aus den Lektionen ziehen können:

1. Führen Sie die Bewegungen langsam aus

In der Feldenkrais-Methode ist es von entscheidender Bedeutung, daß Sie sich Zeit lassen. Viele der Bewegungen, die Sie in den Lektionen kennenlernen, werden Ihnen anfangs vielleicht unvertraut und ungewöhnlich erscheinen. Sie werden Zeit brauchen, um sie zu assimilieren und um zu spüren, wie Ihr Körper sich bewegt und durch die Bewegungen verändert.

2. Achten Sie auf Ihr Wohlbefinden

Sie erreichen nichts damit, wenn Sie sich während der Lektionen unbehaglich fühlen. Verändern Sie, wenn Sie möchten, die beschriebenen Positionen, um eine Stellung zu finden, die für Sie bequem ist. Jede Bewegung soll so angenehm wie möglich für Sie sein. Wenn die Bewegungen unangenehm oder schmerzhaft sind, werden sie Ihnen nicht helfen. Versuchen Sie nicht, die Bewegungen trotz Schmerzen auszuführen. Fassen Sie Schmerzen als ein Signal Ihres Körpers auf, die Bewegung auf eine andere Weise auszuführen. Respektieren und würdigen Sie dieses Signal.

3. Gehen Sie nicht bis an Ihre Grenzen

Bei der Feldenkrais-Methode geht es nicht darum, herauszufinden, wie weit Sie sich bewegen können, wie hoch Sie sich strecken können oder wie tief Sie sich bücken können. Entdecken Sie in den Lektionen, *wie* Ihr Körper eine Bewegung ausführt, damit Sie dann lernen können, sie noch einfacher zu machen. Ihre Bewegungen sollten leicht und so mühelos wie möglich sein. Stellen Sie sich vor, wie angenehm es sein wird, alltägliche Aufgaben spielerisch und ohne Anstrengung auszuführen.

4. Nutzen Sie Ihre Vorstellungskraft

Nehmen Sie sich die Zeit, die Bewegungen in den Lektionen zunächst nur in Ihrer Vorstellung auszuführen, ohne sich tatsächlich zu bewegen. Lassen Sie die Bewegungen zunächst in Ihrer Vorstellung so klar und deutlich werden wie einen Film. Das mentale Einüben einer Bewegung vor der tatsächlichen Ausführung kann die konkrete Bewegung enorm vereinfachen. Sie werden feststellen, daß Ihr Körper darauf so reagiert, als würde er die Bewegung, die Sie sich vorgestellt haben, ganz einfach nachmachen.

5. Ruhen Sie sich während der Lektionen regelmäßig aus

Auch wenn die Bewegungen in diesem Buch sanft und angenehm sind, können sie Sie ermüden, weil Sie Muskelgruppen gebrauchen werden, die Sie sonst nicht oder auf andere Weise einsetzen. Sie werden in den Lektionen mehrfach gebeten werden, sich auszuruhen, aber Sie können selbständig Pausen machen, wann immer Ihnen danach zumute ist. Sie brauchen keine Angst zu haben, es zu übertreiben. Entspannen Sie sich, und lassen Sie die Bewegungen auf sich wirken. Genießen Sie.

6. Entscheiden Sie sich für das Angenehme

Ihr Lernerfolg steht in einem proportionalen Verhältnis zu dem Wohlbefinden und der Entspannung, die Ihr Körper während des Lernprozesses erfährt. Wenn Sie darauf achten, daß Sie sich von Beginn einer neuen Lektion an wohl fühlen, wird Ihnen das Lernen sehr viel leichter fallen. Sorgen Sie also dafür, daß Sie die günstigsten äußeren Bedingungen dafür schaffen: Der Raum sollte warm genug sein, damit Ihnen während der Übungen nicht kalt wird. Legen Sie Kissen, Handtücher, eine Matte oder Decke bereit, damit Sie es sich so bequem wie möglich machen können.

7. Sie brauchen nicht alle Lektionen auszuführen

Wenn Sie mit einer Lektion Schwierigkeiten haben sollten, sei es mit der Ausgangsposition oder mit einer bestimmten Bewegung im Verlauf der Lektion, können Sie ohne weiteres aufhören. Stellen Sie sich einfach nur vor, Sie würden die Bewegungen ausführen. Die Wirkung wird fast genauso positiv sein wie das tatsächliche Ausführen der Bewegung – und um ein Vielfaches positiver als die konkrete Bewegung unter Beschwerden oder Schmerzen. Wählen Sie zunächst Lektionen, die Ihnen leichtfallen. Wenn sich Ihr Körper verändert und sich die Qualität Ihrer Bewegungen verbessert hat, können Sie diese schwierigen Lektionen immer noch ausführen.

8. Lassen Sie die Lektionen auf sich wirken

Achten Sie darauf, wie die einzelnen Lektionen im Verlauf des Tages nachwirken. Nehmen Sie die Veränderungen in Ihrem Sitzen, Stehen, Gehen und Denken wahr; der Lernprozeß, den Sie durch die Lektionen eingeleitet haben, wird sich auch nach dem Ende der Lektion noch fortsetzen und wachsen.

1. Kapitel
Lektionen, die das Sitzen erleichtern

Auf einem Stuhl zu sitzen, ist anstrengender für die Wirbelsäule als zu stehen oder zu gehen, da im Sitzen mehr Druck auf die Bandscheiben ausgeübt wird. Viele Menschen müssen aufgrund der Belastung, die während des Sitzens entsteht, regelmäßig aufstehen, da sich erst im Stehen die Muskelanspannung, die sich im Sitzen angesammelt hat, wieder lösen kann.

Wenn Sie für längere Zeit sitzen müssen, ist es sehr wichtig, eine gute, streßfreie Haltung zu finden, in der Sie bequem arbeiten können. Die folgenden Lektionen werden Ihnen helfen, die Wirbelsäule zu entlasten, wenn Sie bei der Arbeit oft für längere Zeit sitzen müssen.

Setzen Sie sich für die Lektionen in diesem Teil bitte auf einen flachen, festen Stuhl. Ein einfacher Holzstuhl ist am besten geeignet, Sie können aber auch einen Stuhl mit einer leichten, festen Polsterung verwenden. Je flacher die Oberfläche ist, um so besser. Der Stuhl sollte so hoch sein, daß Ihre Hüften genauso hoch oder sogar etwas höher liegen als Ihre Knie.

Führen Sie diese Lektion nicht in einem Sessel oder auf einem niedrigen Stuhl aus.

1 Der Beckenspaziergang

Diese Lektion wird Ihnen zeigen, wie Sie bei Ihrer Arbeit im Büro oder zu Hause leichter sitzen, Ihr Becken leichter bewegen und sich auf Ihrem Stuhl mühelos drehen können.

1. Setzen Sie sich bequem in Nähe der Kante auf Ihren Stuhl, ohne sich anzulehnen. Stellen Sie Ihre Füße flach auf den Boden. Spüren Sie, wie Sie so aufrecht wie möglich sitzen. Legen Sie Ihre Hände mit den Handflächen nach unten auf die Oberschenkel.

> Achten Sie darauf, daß Sie im weiteren Verlauf der Übung Ihren Rücken *nicht* krümmen.
> Um Ihr Gespür für die Bewegung zu erhöhen, können Sie die Augen schließen.
> Bleiben Sie aber weiter aufmerksam, d. h. sitzen Sie aufrecht, und schauen Sie in Gedanken nach außen.

2. Schieben Sie die rechte Seite Ihres Beckens nach vorn, so als ob Sie mit Ihrem rechten Knie nach vorn greifen wollten. Bringen Sie dann Ihr Becken und Ihr Bein wieder in die Ausgangsstellung. Sie drehen sich dabei auf Ihrer linken Gesäßhälfte und Ihrem linken Sitzknochen. Wiederholen Sie diese Bewegung mehrere Male, bis Sie leichter und bequemer geworden ist.
Ruhen Sie sich kurz aus, und kehren Sie dann wieder zur Ausgangsposition zurück.

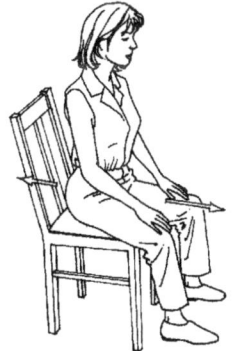

> Achten Sie darauf, daß Sie die Bewegungen auch mit Ihrem Oberkörper ausführen.
> Lassen Sie die Füße flach auf dem Boden, und setzen Sie nicht zuviel Kraft in den Beinen ein.

3. Bewegen Sie jetzt Ihre linke Gesäßhälfte und Ihren linken Oberschenkel nach vorn und nach hinten, indem Sie sich auf Ihrem rechten Sitzknochen drehen. Welche Seite läßt sich auf dem Stuhl leichter bewegen?

4. Erforschen Sie noch einmal beide Seiten, und beobachten Sie dabei, wie stark sich Ihr Kopf und Ihre Schultern bewegen.
   Ruhen Sie sich aus, und kehren Sie dann wieder zu der Ausgangsposition zurück.

5. Lassen Sie beide Füße auf dem Boden, heben Sie die rechte Hälfte Ihres Beckens vom Stuhl, und senken Sie sie wieder. Lehnen Sie dabei Ihren ganzen Körper nach links.
   Können Sie die Bewegung auch ausführen, indem Sie Ihre rechte Seite verkürzen und den Kopf ungefähr in der Mitte lassen?

> Wenn Sie während der Lektion die Bewegungen nicht deutlich spüren oder nicht zu Ihrer Zufriedenheit ausführen können, hören Sie einfach kurz auf, schließen Sie Ihre Augen, und stellen Sie sich einfach nur vor, die Bewegungen auszuführen. Stellen Sie sich vor, wie die Bewegungen aussehen und wie sie sich anfühlen würden.

6. Wiederholen Sie die Bewegung auf der anderen Seite. Auf welcher Seite fällt es Ihnen leichter?
   Ruhen Sie sich aus.

7. Kommen Sie wieder zur Ausgangsposition in der Mitte des Stuhles zurück. Legen Sie Ihre Hände auf die Knie, und machen Sie mit einer Gesäßhälfte »einen Schritt« nach vorn. Machen Sie dann mit der anderen Gesäßhälfte einen Schritt nach vorn, bis Sie an der Stuhlkante angekommen sind.
Versuchen Sie, während Sie auf diese Weise mehrere Male mit Ihrem Becken auf dem Stuhl vor- und zurückgehen, die Bewegung immer leichter zu machen.

8. Schieben Sie jetzt wieder abwechselnd beide Seiten Ihres Beckens nach vorn und nach hinten, während Sie geradeaus nach vorn schauen. Lassen Sie die Bewegung allmählich immer leichter werden.

2 Das Zifferblatt

Viele Menschen haben eine sehr starre Vorstellung davon, wie sie auf einem Stuhl sitzen sollten. Diese Lektion wird Ihnen Anregungen dazu geben, wie Sie auf flexiblere Weise mit Ihrer Sitzgelegenheit umgehen und dadurch die Beweglichkeit Ihres Körpers erhöhen können. Schon einzelne der beschriebenen Bewegungen werden Ihnen helfen, sich nach langem Sitzen zu entspannen.

1. Setzen Sie sich in Nähe der Kante auf Ihren Stuhl, legen Sie Ihre rechte Handfläche auf Ihr Kreuz und Ihre linke Handfläche auf Ihren Kopf.
   Achten Sie darauf, daß Ihre Füße flach auf dem Boden stehen und Füße und Knie etwa schulterweit auseinander sind.

2. Bewegen Sie Ihr Kreuz Ihrer rechten Hand entgegen, indem Sie Ihr Becken auf dem Stuhl nach hinten rollen. Rollen Sie Ihr Becken dann nach vorn, bis Sie spüren, wie sich Ihr Rücken durchbiegt. Achten Sie dabei darauf, wie Ihr Kopf sich auf- und abbewegt.
   Ruhen Sie sich aus, indem Sie die Arme neben Ihrem Körper hängen lassen.
   Sitzen Sie jetzt verstärkt auf Ihrer rechten Seite.

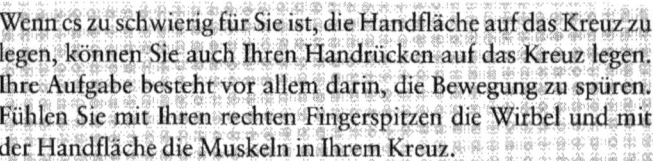

> Wenn es zu schwierig für Sie ist, die Handfläche auf das Kreuz zu legen, können Sie auch Ihren Handrücken auf das Kreuz legen. Ihre Aufgabe besteht vor allem darin, die Bewegung zu spüren. Fühlen Sie mit Ihren rechten Fingerspitzen die Wirbel und mit der Handfläche die Muskeln in Ihrem Kreuz.

Das Zifferblatt

3. Legen Sie jetzt die Handfläche Ihrer linken Hand in Ihr Kreuz und Ihre rechte Hand auf Ihren Kopf und wiederholen Sie die Bewegung. Auf welcher Seite fällt Ihnen die Bewegung leichter?
Ruhen Sie sich aus. Nehmen Sie Ihre Sitzhaltung bewußt wahr.

4. Setzen Sie sich mit Ihrer linken Gesäßhälfte auf die rechte Seite Ihres Stuhles, so daß die rechte Hälfte Ihres Beckens nicht unterstützt ist und nur die linke Hälfte auf dem Stuhl aufliegt. Legen Sie Ihre rechte Hand in Ihre Taille, so daß die Finger nach vorn zeigen und der Daumen nach hinten. Heben und senken Sie die rechte Hälfte Ihres Beckens, so daß es unter die Höhe der Sitzfläche sinkt und wieder nach oben kommt. Können Sie spüren, wie die rechte Seite Ihrer Taille dabei länger und kürzer wird? Können Sie die Verbindung zwischen der Bewegung Ihres Beckens und den Bewegungen Ihrer Wirbelsäule und Ihres Halses spüren, wenn Sie Ihre linke Hand dabei auf den Kopf legen?

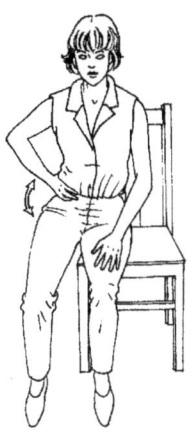

Lehnen Sie sich auf Ihrem Stuhl zurück, und ruhen Sie sich aus.

Achten Sie darauf, daß Ihre Füße und Beine weit genug auseinanderstehen, und beobachten Sie, wie Ihr rechtes Bein die rechte Hälfte Ihres Beckens unterstützt, indem es die Ferse auf den Boden drückt. Wenn Sie wollen, können Sie damit experimentieren, die rechte Ferse vom Boden abzuheben, wenn Sie die rechte Seite Ihres Beckens senken.

5. Wiederholen Sie die gleiche Bewegung auf der anderen Seite. Setzen Sie sich nur mit Ihrer rechten Gesäßhälfte auf den Stuhl, legen Sie Ihre linke Hand in Ihre Taille und Ihre rechte Hand auf Ihren Kopf. Achten Sie darauf, daß Ihre Beine weit genug auseinanderstehen. Ist die Bewegung auf dieser Seite flüssiger als auf der anderen?
Lehnen Sie sich auf Ihrem Stuhl zurück, und ruhen Sie sich aus.

6. Setzen Sie sich rittlings auf Ihren Stuhl, so daß Sie auf die Rückenlehne schauen. Lehnen Sie sich mit gekreuzten Armen gegen die Lehne. Ihr Becken ist in Nähe der Stuhlkante. Rollen Sie Ihr Becken nach vorn, so daß sich Ihr Rücken durchbiegt, und dann nach hinten, so daß sich Ihr Rücken krümmt.
Versuchen Sie die gleiche Bewegung, während Sie den Kopf auf die Arme stützen.
Versuchen Sie dann, Ihr Becken von einer Seite auf die andere Seite zu rollen, indem Sie zuerst den einen Fuß auf den Boden drücken, dabei eine Seite des Beckens anheben, und dann den anderen Fuß auf den Boden drücken, und dabei die andere Seite des Beckens anheben usw. Können Sie diese Bewegung auch ausführen, wenn Sie Ihren Kopf auf die Arme legen?

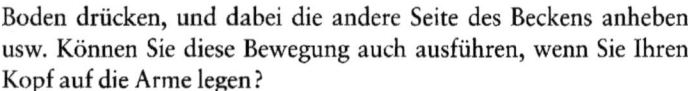

7. Legen Sie Ihre Handflächen auf Ihre Knie, lehnen Sie Ihre Brust an der Stuhllehne an, senken Sie Ihren Kopf, und schließen Sie Ihre Augen. Können Sie Ihr Becken nach vorn rollen, indem Sie Ihren Bauch in Richtung Stuhllehne herausstrecken und dann wieder einziehen, so daß sich Ihre Wirbelsäule von der Lehne fortbewegt? Bewegen Sie Ihren Bauch im Einklang mit der Bewegung der Wirbelsäule und des Beckens nach vorn und zurück. Achten Sie darauf, wie Ihre Atmung die Bewegung unterstützen kann.
Lehnen Sie sich auf Ihrem Stuhl zurück, und ruhen Sie sich aus.

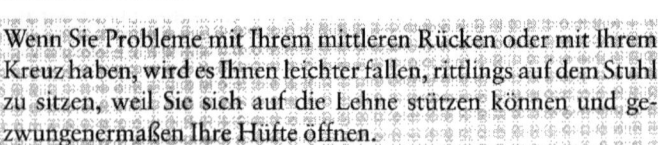

Wenn Sie Probleme mit Ihrem mittleren Rücken oder mit Ihrem Kreuz haben, wird es Ihnen leichter fallen, rittlings auf dem Stuhl zu sitzen, weil Sie sich auf die Lehne stützen können und gezwungenermaßen Ihre Hüfte öffnen.

3 Das lebendige Becken

Diese Lektion wird Ihnen zeigen, wie Sie Ihr Becken einsetzen können, um besser zu sitzen. Viele Menschen lernen, wenn sie jung sind, auf unnatürliche Weise gerade zu sitzen. In dieser Lektion werden Sie lernen, bequem und auf einfache, flexible Weise aufrecht zu sitzen.

1. Setzen Sie sich bequem auf die Mitte Ihrer Sitzfläche und stellen Sie Ihre Füße flach auf den Boden. Achten Sie darauf, daß Sie so aufrecht wie möglich sitzen, und legen Sie Ihre Handflächen auf Ihre Oberschenkel oder auf den Tisch.

2. Stellen Sie sich vor, daß auf der Sitzfläche ein Zifferblatt aufgedruckt sei. Zwölf Uhr ist vor Ihnen, sechs Uhr ist hinter Ihnen, drei Uhr ist zu Ihrer Rechten und neun Uhr zu Ihrer Linken.
   Können Sie sich alle Zahlen des Zifferblattes auf Ihrer Sitzfläche vorstellen?

3. Spüren Sie den Druck auf der Unterseite Ihres Beckens in der Mitte des Zifferblattes, und rollen Sie Ihr Becken nach vorn auf zwölf Uhr, so daß sich Ihr Rücken durchbiegt.
   Rollen Sie Ihr Becken dann auf sechs Uhr, bis Sie spüren, daß sich Ihr unterer Rücken krümmt. Achten Sie darauf, ob Sie dabei auf der Mitte Ihres Beckens rollen, oder ob Sie eine Seite des Beckens bei der Bewegung bevorzugen.
   Beobachten Sie, während Sie Ihr Becken rollen, wie sich Ihr Kopf auf- und abbewegt und Sie größer und kleiner werden.
   Machen Sie die Bewegung so groß, wie es ohne Mühe geht, und machen Sie dann nach und nach die Bewegung immer kleiner, bis Sie eine Stelle finden, wo die Muskeln in Ihrem Kreuz Ihre Wirbelsäule unterstützen.

> Halten Sie Ihren Brustkorb still, während Sie Ihr Becken vor- und zurückrollen, damit sich Ihr Becken und Ihr Kreuz unabhängig voneinander bewegen können.
> Achten Sie darauf, daß Sie während der Bewegung leicht und entspannt weiteratmen.

4. Rollen Sie Ihr Becken jetzt in einer geraden Linie von drei Uhr nach neun Uhr. Das wird sich ähnlich anfühlen wie die Bewegung, die Sie in der ersten Lektion gemacht haben. Können Sie Ihren Kopf dabei ruhig in der Mitte halten?
   Verringern Sie die Bewegung nach und nach, bis Sie in der neutralen Position zum Halten kommen.
   Lehnen Sie sich auf Ihrem Stuhl zurück, und ruhen Sie sich aus.

5. Rollen Sie Ihr Becken in die Zwölf-Uhr-Position, und rollen Sie es dann wie einen Ball entlang dem Rand des Zifferblatts von zwölf nach drei Uhr und wieder zurück nach zwölf Uhr.
   Können Sie diese Bewegung mehrere Male wiederholen und dabei spüren, wo ein Uhr ist? Zwei Uhr?
   Kommen Sie wieder in die neutrale Position zurück, und spüren Sie, ob Sie jetzt anders auf Ihrem Stuhl sitzen.

6. Rollen Sie Ihr Becken jetzt auf drei Uhr. Rollen Sie es dann mehrere Male von drei auf sechs Uhr, und nehmen Sie dabei wahr, wo vier und fünf Uhr ist. Kommen Sie wieder zur Mitte des Zifferblattes zurück. Fühlt sich eine Seite Ihres Beckens und Rückens jetzt anders an?
   Ruhen Sie sich aus, wann immer Sie das Bedürfnis haben.

7. Rollen Sie Ihr Becken jetzt auf zwölf Uhr, und erforschen Sie die Stunden neun und zwölf Uhr. Was macht Ihr Kopf bei dieser Bewegung?
   Was fällt Ihnen leichter – die Bewegung von zwölf nach neun oder die Bewegung von zwölf nach drei?
   Kommen Sie zu der Position in der Mitte zurück, und ruhen Sie sich aus. Achten Sie darauf, ob Sie Veränderungen in Ihrem Empfinden bemerken können.

Das lebendige Becken

> Achten Sie darauf, daß Sie leicht und entspannt atmen, während Sie sich auf die Bewegung auf dem Zifferblatt konzentrieren. Entspannen Sie Ihr Gesicht und Ihren Mund.

8. Rollen Sie Ihr Becken auf sechs Uhr, und erforschen Sie die Stunden zwischen sechs und neun Uhr.
Fällt Ihnen das leichter oder schwerer als mit den Stunden zwischen sechs und drei Uhr?
Kommen Sie wieder zu der neutralen Position zurück, und ruhen Sie sich aus.

9. Kommen Sie wieder in die Mitte des Zifferblattes zurück, und rollen Sie Ihr Becken dann im Uhrzeigersinn einmal vollständig um das Zifferblatt herum – so langsam, daß Sie jede Stunde spüren können.
Kommen Sie wieder zur Mitte zurück, und ruhen Sie sich aus.

10. Rollen Sie Ihr Becken nun entgegen dem Uhrzeigersinn um das Zifferblatt. Können Sie spüren, in welcher Richtung die Bewegung gleichmäßiger ist? Lassen Sie Ihren Oberkörper frei an der Bewegung teilnehmen, während sich Ihr Becken entlang dem Zifferblatt bewegt.
Ruhen Sie sich in der Mitte des Zifferblattes aus.

11. Wiederholen Sie die ursprüngliche Bewegung (1), bei der Sie Ihr Becken in einer geraden Linie von zwölf nach sechs Uhr bewegen.
Fühlt sich die Bewegung jetzt freier und leichter an?
Finden Sie den Mittelpunkt des Zifferblattes, an dem die Muskeln in Ihrem Kreuz Sie unterstützen; das wird die für Sie effektivste Sitzhaltung sein.

> Führen Sie die Bewegungen aus dieser Lektion aus, wann immer Sie eine bequemere Sitzhaltung suchen.

4 Entlastung des mittleren Rückens

Diese Lektion wird Ihnen dabei helfen, Ihren oberen und unteren Rücken sowie Ihre Schultern und Ihren Hals in einer volleren und wirksameren Haltung zu integrieren. Diese Lektion hilft vor allem gegen Verspannungen oder Schmerzen im Kreuz.

1. Setzen Sie sich bequem auf Ihren Stuhl, und stellen Sie Ihre Füße auf dem Boden auf. Legen Sie Ihre recht Hand auf Ihre linke Schulter, so daß Ihr Ellbogen auf der Brust liegt. Finden Sie einen Platz, an dem Ihre rechte Hand bequem auf Ihrer linken Schulter liegen kann. Führen Sie Ihren linken Arm zwischen Ihrer Brust und Ihrem rechten Arm hindurch, und legen Sie Ihre linke Hand auf Ihre rechte Schulter. Ihr rechter Ellbogen sollte auf Ihrem linken Arm ruhen, und Ihr linker Ellbogen sollte auf Ihrer Brust ruhen, so als ob Sie sich selbst umarmen würden.

2. Lassen Sie Ihre Hände auf Ihren Schultern, und heben Sie Ihre Ellbogen bis zur Waagerechten, und bringen Sie sie dann wieder zurück, so daß sie auf Ihrer Brust liegen.
Wiederholen Sie diese Bewegung mehrere Male, und heben Sie Ihre

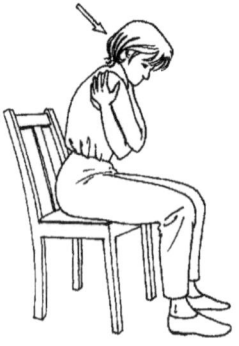 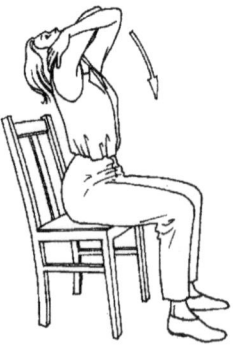

Entlastung des mittleren Rückens

Ellbogen dabei jedesmal etwas höher, bis Sie sie auf die Decke richten und dann wieder auf die Brust zurückbringen können, so daß sie auf den Boden zeigen.
Begleiten Sie mit Ihren Augen die Bewegung Ihrer Ellbogen, und spüren Sie die Bewegung in Ihrem oberen und mittleren Rücken und in Ihrem Kreuz.
Legen Sie Ihre Hände in den Schoß, und ruhen Sie sich aus.

> Wenn diese Bewegung größer wird, werden Sie spüren, wie Ihr Becken nach vorn und hinten rollt – wie in der zweiten Lektion. Dieses Rollen wird Ihnen dabei helfen, die Bewegung auszuführen.

3. Wiederholen Sie den ersten und zweiten Schritt, und wechseln Sie dabei die Position Ihrer Arme auf Ihrer Brust. Legen Sie Ihre linke Hand auf Ihre rechte Schulter, führen Sie Ihre rechte Hand zwischen Brust und linkem Arm hindurch, und legen Sie sie auf die linke Schulter. Lassen Sie Ihre Ellbogen nach unten hängen und auf Ihrer Brust ruhen. Richten Sie Ihre Arme nach oben und unten, zur Decke und zum Fußboden, und achten Sie darauf, daß Ihr Kopf an der Bewegung teilnimmt. Spüren Sie, wie Ihr Becken die Bewegung unterstützen kann.
Lassen Sie Ihre Hände auf dem Schoß oder auf dem Tisch ruhen, und nehmen Sie wahr, was sich in Ihrer Haltung verändert hat.

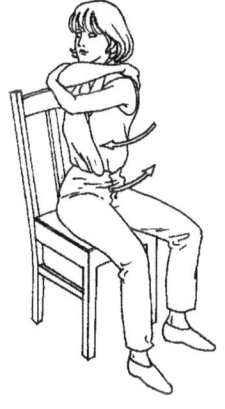

4. Kreuzen Sie Ihre Arme wieder wie in Schritt Nr. 1. Heben Sie Ihre Ellbogen, so daß sie genau nach vorn zeigen. Drehen Sie dann Ihre Ellbogen nach links, so als würden sie auf etwas zeigen, das in dieser Richtung liegt. Schauen Sie mit Ihren Augen in diese Richtung, und bringen Sie Ihre Ellbogen mehrmals von der Mitte nach links. Was macht Ihr Becken bei dieser Bewegung? Lassen Sie die linke Seite Ihres Beckens nach vorne und

nach hinten rutschen, um Sie bei dieser Bewegung zu unterstützen?
Ruhen Sie sich aus, wenn Sie wieder zur Mitte zurückkommen, und legen Sie Ihre Hände auf Ihre Schultern.

5. Heben Sie wieder Ihre Ellbogen, so daß sie nach vorn gerichtet sind, zeigen Sie dann mit ihnen nach rechts, und bringen Sie sie wieder zurück. Wiederholen Sie das mehrere Male. Achten Sie darauf, daß Ihr Kopf den Armen folgt, und Sie die linke Seite Ihres Beckens auf dem Stuhl vor- und zurückrutschen lassen.
Lehnen Sie sich auf Ihrem Stuhl zurück, und ruhen Sie sich aus.

6. Setzen Sie sich wieder in die Mitte des Stuhls, und kreuzen Sie Ihre Arme auf der Brust, wie in Schritt Nr. 3, so daß Sie die linke Hand zuerst auf die rechte Schulter legen und den rechten Arm darunter durch auf die linke Schulter legen. Richten Sie Ihre Arme nach vorn, und drehen Sie sie wieder mehrere Male nach rechts und links, und spüren Sie, wie sich dabei Ihr Becken auf dem Stuhl dreht. Lassen Sie Ihre Ellbogen auf der Brust ruhen, und legen Sie Ihre Hände dann wieder auf die Schultern.

7. Heben Sie wieder Ihre Ellbogen. Lassen Sie Ihre Nase geradeaus nach vorn gerichtet, und drehen Sie Ihre Ellbogen mehrmals nach links und rechts, ohne Ihren Kopf dabei zu bewegen.
Machen Sie eine Pause.
Bewegen Sie Ihre gekreuzten Ellbogen jetzt wieder nach beiden Seiten, und lassen Sie Ihren Kopf dabei folgen. Können Sie jetzt weiter nach links und rechts zeigen als zu Beginn der Lektion?
Ruhen Sie sich aus.

> Achten Sie darauf, daß Sie Ihren Kiefer und Ihr Gesicht entspannen. Manchen gelingt es sogar während dieser Bewegung zu lächeln.
> Beachten Sie, wo es Ihnen leichter fällt, ein- und auszuatmen.

8. Kreuzen Sie Ihre Arme wieder auf Ihrer Brust wie in Schritt Nr. 1. Lassen Sie Ihre Arme nach unten hängen, und heben Sie sie dann

Entlastung des mittleren Rückens

langsam, während Sie sich nach links drehen, so daß Sie schließlich mit Ihren Ellbogen nach links zeigen. Bringen Sie Ihre Ellbogen dann wieder auf die Brust zurück, wenn Sie zur Mitte zurückkommen. Heben Sie sie langsam, während Sie sich nach rechts drehen. Ihre Ellbogen beschreiben so einen weiten Bogen, der an den Seiten nach oben weist und in der Mitte seinen tiefsten Punkt hat.

Ruhen Sie sich in der mittleren Position aus, und legen Sie Ihre Hände in Ihren Schoß oder auf den Tisch.

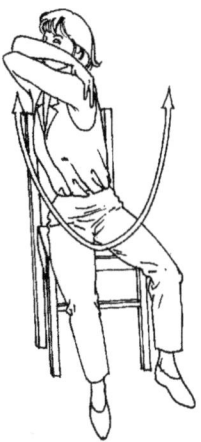

5 Befreite Schultern

Diese Lektion wird Ihnen dabei helfen zu sitzen, ohne Streß und Anspannung in Ihrem Schulter-Nacken-Bereich anzusammeln. Verspannungen in Schultern und Nacken entstehen häufig durch falschen Gebrauch unserer unteren Körperhälfte. Diese Lektion wird am besten wirken, wenn Sie die vorhergehende Lektion in diesem Kapitel bereits gemacht haben.

1. Setzen Sie sich bequem und aufrecht auf Ihren Stuhl, stellen Sie die Füße flach auf den Boden, und legen Sie Ihre Hände mit den Handflächen nach unten auf Ihren Schreibtisch. Schließen Sie Ihre Augen. Können Sie spüren, welche Schulter dem Ohr näher ist?

2. Stellen Sie sich eine kleine Seidenraupe auf Ihrer rechten Schulter vor, die einen Seidenfaden zwischen Ihrer Schulter und Ihrem rechten Ohrläppchen spinnt. Spüren Sie, wie lang dieser Faden ist.
Legen Sie eine andere Seidenraupe auf Ihre linke Schulter, und stellen Sie sich einen Faden zwischen Ihrer linken Schulter und Ihrem linken Ohrläppchen vor. Welcher Faden fühlt sich länger an?

3. Halten Sie Ihre Augen weiter geschlossen, und heben Sie Ihre rechte Schulter ein paar Zentimeter Ihrem rechten Ohr entgegen, und lassen Sie sie dann wieder herunter. Achten Sie darauf, daß die Bewegung klein und gleichmäßig ist. Versuchen Sie nicht, die Bewegung so groß wie möglich zu machen.
Ruhen Sie sich aus.
Spüren Sie eine Veränderung in Ihrer Schulter?

4. Senken Sie Ihre Schulter ein wenig, lassen Sie sie dann wieder zurückkommen, und bewegen Sie die Schulter weiter auf diese Weise, langsam und gleichmäßig, auf und ab. Achten Sie darauf, wie weit sich Ihre Schulter auf- und abbewegt.
Ruhen Sie sich aus.

Befreite Schultern

5. Bewegen Sie jetzt Ihre rechte Schulter nach vorn und wieder zurück in die neutrale Position. Ruhen Sie sich aus.

   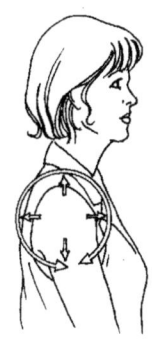

   Schieben Sie die Schulter dann zurück, ungefähr um den gleichen Betrag, um den Sie sie eben nach vorn geschoben haben, und lassen Sie die Schulter einfach weiter vor- und zurückgehen, während Sie auf das Ausmaß der Bewegung achten.
   Welche Strecke ist am längsten – die Bewegung nach oben, nach unten, nach vorn oder nach hinten? Vergleichen Sie das Gefühl in Ihrer rechten Schulter mit dem Gefühl in Ihrer linken Schulter.

6. Bewegen Sie Ihre Schulter jetzt in kleinen Kreisen, und achten Sie darauf, welcher Teil des Kreises sich am gleichmäßigsten anfühlt. Ruhen Sie sich aus.
   Wiederholen Sie dann die Bewegung, und ändern Sie dabei die Richtung des Kreises.
   Spüren Sie die Höhe der Schulter, die Länge des seidenen Fadens auf dieser Seite, und spüren Sie, wie entspannt und beweglich sich die rechte Schulter im Vergleich zur linken anfühlt.

7. Wiederholen Sie diese Schritte auf der anderen Seite.

> Achten Sie darauf, daß Sie so aufrecht sitzen, wie es ohne Anstrengung möglich ist, und daß Sie Ihre Augen geschlossen halten, damit Sie die Bewegung besser spüren können.
> Die Wirkung dieser Lektion wird verstärkt werden, wenn Sie die Bewegungen langsam, gleichmäßig und präzise ausführen. Schnelle und flüchtige Kreisbewegungen werden Ihnen nicht dabei helfen, die Anspannung zu verringern.

6 Entspannung für Hals und Schultern

Diese Lektion wird Ihnen dabei helfen, Verspannungen in Ihrem Nakken und Ihren Schultern aufzulösen und Ihren Hals beweglicher zu machen. Sie werden spüren, wie sehr die Muskeln in Ihrem Kreuz und Ihrer Taille und sogar die Muskeln in Ihren Beinen für die Beweglichkeit Ihres Nackens verantwortlich sind.

1. Setzen Sie sich bequem auf die Mitte Ihres Stuhles, ohne sich anzulehnen, und stellen Sie Ihre Füße flach auf den Boden. Halten Sie Ihre Arme zur Seite hin ausgestreckt, so daß Arme und Hände in Schulterhöhe sind. Schauen Sie geradeaus nach vorn.

2. Neigen Sie Ihr rechtes Ohr zur Schulter, und schauen Sie, wie weit die Bewegung reicht. Neigen Sie dann Ihr linkes Ohr zur linken Schulter. Welches Ohr kommt näher an die Schulter heran?
Ruhen Sie sich aus, indem Sie Ihre Arme in den Schoß legen oder an den Seiten herunterhängen lassen.

> Achten Sie, wenn Sie Ihr Ohr zur Schulter neigen, darauf, Ihren Kopf nicht zur Seite zu drehen. Möglicherweise werden Sie etwas Übung brauchen, um den Kopf zur Seite neigen und dabei weiter geradeaus schauen zu können.

3. Heben Sie Ihren rechten Arm senkrecht hoch, so daß er zur Decke zeigt, und heben Sie ihn noch weiter, bis er Ihr rechtes Ohr und die rechte Seite Ihres Gesichts berührt. Bewegen Sie dann Ihren Kopf auf und ab, in Richtung Ellbogen und in Richtung Schulter, während Sie weiter nach vorn schauen. Machen Sie nur ein paar Bewegungen, und nehmen Sie den Arm dann wieder herunter.

4. Heben Sie Ihren rechten Arm, so daß Sie wieder mit Ihrem Arm und Ihrer Schulter die rechte Seite Ihres Gesichtes berühren. Hal-

Entspannung für Hals und Schultern

ten Sie dieses Mal den Kopf ruhig, während Sie Ihren Arm auf- und abbewegen, so als würden Sie die rechte Seite Ihres Kopfes mit dem Arm massieren. Lassen Sie den Arm dann wieder an Ihrer Seite ruhen, und beachten Sie, welche Schulter höher ist. Ist die rechte Schulter jetzt etwas niedriger?

5. Halten Sie wieder beide Arme neben sich ausgestreckt, und neigen Sie Ihr rechtes Ohr zu Ihrer rechten Schulter. Bewegt es sich jetzt weiter? Ist die Bewegung leichter?
Neigen Sie auch Ihr linkes Ohr zur linken Schulter. Es mag sein, daß das linke Ohr näher an die Schulter kommt.
Ruhen Sie sich aus.

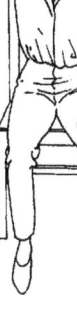

6. Wiederholen Sie die Schritte 3 und 4 auf der linken Seite. Achten Sie darauf, daß Sie sich häufig ausruhen, damit Ihre Muskeln nicht ermüden.

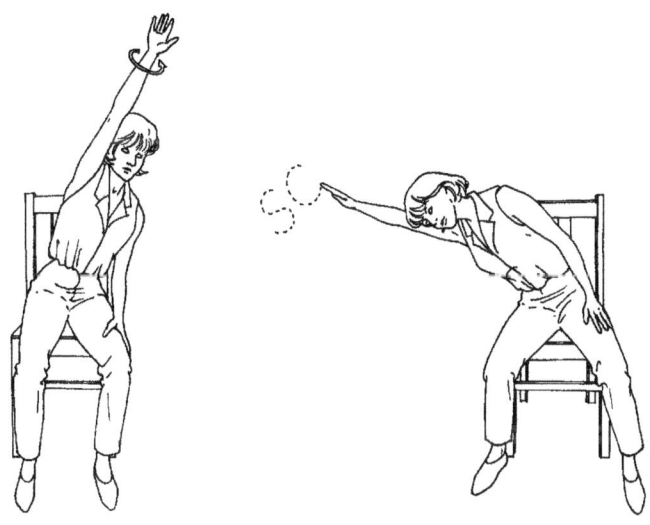

7. Heben Sie Ihren rechten Arm wieder senkrecht nach oben, und stellen Sie sich vor, daß Ihr rechtes Ohr mit Ihrer rechten Schulter verbunden ist, so daß beide nicht voneinander getrennt werden können. Beschreiben Sie nun mit Ihrer Hand Kreise in der Luft. Setzen Sie Ihren Rumpf und auch Ihr Becken dabei ein, um die Kreise größer zu machen. Reichen Sie nach vorn, nach hinten und zu beiden Seiten. Richten Sie Ihren Arm dann nach rechts, und stellen Sie sich vor, daß Sie einen Pinsel in der rechten Hand halten. Könnten Sie auf der imaginären Leinwand rechts von Ihnen Ihre Initialen schreiben? Achten Sie darauf, daß Sie die Initialen mit Ihrem Rumpf schreiben und Ihr Ohr und Ihre Schulter weiter miteinander verbunden bleiben.
Ruhen Sie sich aus.

> Achten Sie, während Sie die Kreise machen und Ihre Initialen schreiben, darauf, daß Ihre Füße weit genug auseinanderstehen, damit Sie Ihre Beine einsetzen können, um sich abzustützen. Sie werden spüren, wie die Muskeln in Ihrem rechten Arm arbeiten, wenn Sie Ihre Initialen auf der rechten Seite schreiben.

8. Wiederholen Sie den 7. Schritt auf der linken Seite.
Ruhen Sie sich aus.

9. Heben Sie beide Arme in Richtung Decke. Überkreuzen Sie Ihre Arme an den Handgelenken, drehen Sie die Handflächen zueinander, und verschränken Sie die Finger. Können Sie Ihre Ellbogen durchdrücken, so daß beide Arme die Seiten Ihres Kopfes berühren?
Können Sie die Innenseiten Ihrer Arme mit dem Kopf streicheln, indem Sie Ihren Kopf zwischen den Armen vor- und zurückschieben?

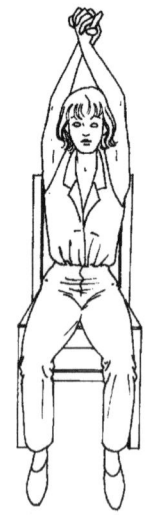

> Achten Sie darauf, daß Sie Reibung auf beiden Armen und auf beiden Seiten Ihres Kopfes spüren können, wenn Sie Ihren Kopf vor- und zurückbewegen. Es sollte sich so anfühlen, als würde Ihr Kopf zwischen den Armen hervorspringen.

10. Halten Sie Ihre Arme waagerecht zur Seite hin ausgestreckt und neigen Sie nacheinander beide Ohren zur Schulter. Können Sie die Verbesserung spüren?

7 Sanfte Hände

Diese Lektion wird Ihnen dabei helfen, Ihre Hände sensibler, beweglicher und geschickter zu machen. Wenn Sie diese Lektion regelmäßig ausführen, werden Sie spüren, daß Sie Ihre Hände bei verschiedenen Arbeiten besser gebrauchen können.

Versuchen Sie, nachdem Sie die Anweisungen gelesen haben, die Lektion, so weit es geht, mit geschlossenen Augen auszuführen.

1. Setzen Sie sich bequem auf Ihren Stuhl. Legen Sie Ihre Ellbogen auf Ihren Schreibtisch, schließen Sie die Augen, und verschränken Sie sehr langsam Ihre Hände. Spüren Sie, welcher Daumen und welcher Zeigefinger oben ist.
Halten Sie Ihre Augen weiter geschlossen, lösen Sie dann Ihre Finger wieder und verschränken Sie sie noch einmal, so daß dieses Mal der andere Daumen und Zeigefinger oben liegen.

> Beim ersten Mal werden Sie Ihre Hände sehr wahrscheinlich auf die Ihnen gewohnte Weise verschränken. Wenn Sie die Position der Hände vertauschen, sind sie in der »ungewohnten« Position. Können Sie den Unterschied in der Vertrautheit zwischen diesen beiden Positionen spüren? Halten Sie Ihre Augen geschlossen, während Sie Ihre Finger langsam verschränken und wieder entflechten.

2. Lassen Sie beide Ellbogen auf dem Tisch ruhen, und bringen Sie Ihre rechte und linke Daumenspitze zusammen. Fahren Sie langsam von allen Seiten die Form Ihres linken Daumens von der Wurzel bis zur Spitze nach. Welcher Daumen ist sensibler?
Legen Sie beide Hände auf die Tischplatte,

Sanfte Hände

um sich auszuruhen, und spüren Sie den Unterschied im Gefühl zwischen den beiden Daumen.

3. Halten Sie Ihre Hände wieder hoch, und berühren Sie mit Ihrem rechten Zeigefinger die Spitze des linken Zeigefingers. Fühlen Sie von allen Seiten von der Wurzel bis zur Spitze die Form des linken Zeigefingers. Spüren Sie den Raum zwischen Zeigefinger und Daumen und den Raum zwischen Zeigefinger und Mittelfinger. Können Sie alle Gelenke spüren?
Können Sie den Unterschied zwischen dem aktiven und dem passiven Finger spüren?
Ruhen Sie Ihre Hände aus.

> Achten Sie in dieser Lektion darauf, die Bewegungen sehr langsam auszuführen, damit Sie jeden Teil Ihres Fingers spüren können.

4. Berühren Sie jetzt mit Ihrem rechten Mittelfinger die Spitze Ihres linken Mittelfingers. Spüren Sie wieder den ganzen Finger und den Raum auf beiden Seiten des Fingers. Gewöhnlich ist der Mittelfinger der sensibelste Finger der Hand.

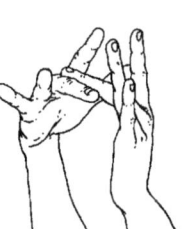

5. Machen Sie das gleiche mit dem Ringfinger und dem kleinen Finger. Legen Sie Ihre Hände mit den Handflächen nach unten auf den Tisch, und spüren Sie den Unterschied im Gefühl in den beiden Händen. Experimentieren Sie damit, die linke Hand zu öffnen und zu schließen, und spüren Sie, wie klar die Bewegungen Ihrer Finger und Ihrer Hand sind. Machen Sie das gleiche mit Ihrer anderen Hand, um den Unterschied zu spüren. Beachten Sie, wie sich dieser Unterschied in Ihrem Gesicht widerspiegelt.

> Diese Lektion wird nur dann effektiv sein, wenn Sie die Bewegungen langsam und mit Gefühl ausführen. Es kann einige Minuten dauern, um alle Finger auf diese Weise zu erkunden.

6. Beugen Sie wieder Ihre Ellbogen, so daß Ihre Hände vor Ihrem Gesicht sind. Schließen Sie Ihre Augen. Berühren Sie mit Ihrem linken Daumen die Spitze Ihres rechten Daumens, und erforschen Sie sehr behutsam die Form Ihres rechten Daumens. Machen Sie dann auf diese Weise weiter.
Erforschen Sie jetzt die Finger Ihrer rechten Hand mit den Fingern Ihrer linken Hand, wie Sie es eben in Schritt 2 bis 5 getan haben.
Ruhen Sie sich aus, und spüren Sie die Empfindung und das Gefühl in Ihrer rechten Hand.

7. Schließen Sie wieder Ihre Augen, und berühren Sie mit Ihrem linken Zeigefinger behutsam Ihr linkes Auge. Können Sie die Form Ihres Augapfels spüren? Machen Sie diese Bewegung mit allen Fingern Ihrer linken Hand.
Ruhen Sie sich aus.

8. Führen Sie die gleiche Bewegung auf der rechten Seite aus.

9. Legen Sie bei geschlossenen Augen die Fingerspitzen der beiden Hände zusammen, und beschreiben Sie mit Ihren Fingerkuppen kleine Kreise. Schieben Sie dann allmählich die Finger ineinander, so daß Sie schließlich verschränkt sind wie zu Beginn der Lektion.

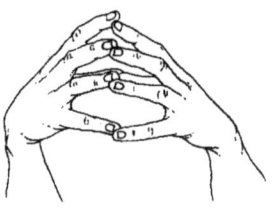

Nehmen Sie die Hände wieder auseinander und verschränken Sie sie auf die andere Weise. Fühlt sich das anders an?

8 Sicheres Bücken

Viele schwere Rückenverletzungen ereignen sich während sehr einfacher Tätigkeiten, z. B. wenn jemand eine Serviette oder einen Bleistift vom Boden aufhebt. Das kann passieren, weil die Muskeln nicht daran gewöhnt sind, sich bei voller Länge zusammenzuziehen, wie es der Fall ist, wenn man sich aus dem Sitzen heraus bückt. Diese Lektion ist eine hervorragende Vorbeugemaßnahme gegen Rückenverletzungen und kann darüber hinaus auch Ihre Haltung im Sitzen verbessern.

1. Setzen Sie sich auf die Mitte des Stuhles, stellen Sie beide Füße flach auf den Boden, und legen Sie Ihre Handflächen auf die Oberschenkel in Nähe der Knie.

2. Gleiten Sie mit Ihrer linken Hand an der Außenseite des Beines entlang nach unten, so weit wie es Ihnen leichtfällt. Massieren Sie Ihr Bein auf diese Weise vor und zurück, nach unten auf Ihren Fuß zu und wieder hoch bis zum Knie und weiter an der Außenseite des Beines entlang bis zur Hüfte. Massieren Sie Ihr Bein langsam und aufmerksam mehrere Male auf diese Weise, bis sich die Bewegung klar und einfach anfühlt.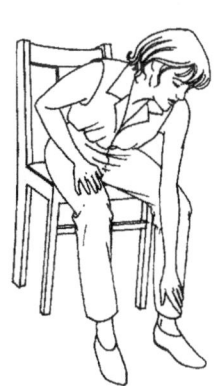
Ruhen Sie sich aus, und spüren Sie den Unterschied zwischen den beiden Seiten Ihres Körpers.

3. Führen Sie die gleiche massierende Bewegung mit Ihrer rechten Hand aus, nach unten zum Knöchel und wieder nach oben über das Knie zur Hüfte. Machen Sie das genauso gründlich, wie Sie es mit der linken Hand gemacht haben.
Ruhen Sie sich aus.

> Achten Sie darauf, daß Ihre Beine während der gesamten Lektion weit genug auseinanderstehen, da das Ihren Halt und Ihr Gleichgewicht verbessern wird.

4. Legen Sie jetzt Ihre rechte Hand auf Ihr linkes Knie, und massieren Sie an der Außenseite Ihres Beines entlang nach unten, so weit es Ihnen leichtfällt, und wieder zurück.
   Ruhen Sie sich aus.

> Sie können die Bewegung auf zwei verschiedene Arten ausführen. Sie können entweder mit Ihrem linken Fuß auf den Boden drücken, während Ihre Hand auf- und abgeht, oder Sie können Ihre linke Hand auf den linken Oberschenkel stützen und die Muskeln des linken Arms zur Unterstützung einsetzen. Wenn Sie Rückenbeschwerden haben, sollten Sie sowohl die linke Hand wie den linken Fuß zur Unterstützung einsetzen.

5. Legen Sie Ihre linke Hand auf Ihr rechtes Knie, und massieren Sie an der Außenseite Ihres rechten Beines entlang nach unten und wieder zurück, so wie Sie es eben auf der anderen Seite getan haben.
   Ruhen Sie sich aus.

6. Legen Sie nun Ihren linken Knöchel auf Ihr rechtes Knie, und stützen Sie Ihre linke Hand zwischen den Beinen auf dem Stuhl auf. Massieren Sie mit Ihrer rechten Hand die Rückseite Ihrer rechten Wade mehrere Male. Versuchen Sie auch, über das linke Bein zu reichen und die Vorderseite Ihres rechten Beines einige Male zu massieren. Stellen Sie dann wieder beide Füße auf den Boden, und ruhen Sie sich aus.

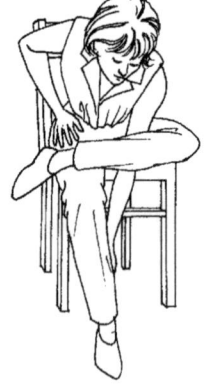

Sicheres Bücken

7. Wiederholen Sie die gleiche Bewegung mit dem rechten Knöchel auf dem linken Knie.
   Ruhen Sie sich aus.

8. Stellen Sie nun Ihre rechte Ferse auf die Stuhlkante, und massieren Sie Ihr linkes Bein mit Ihrer linken Hand. Massieren Sie beide Seiten des linken Beines, nach unten und wieder nach oben.
   Ruhen Sie sich aus.

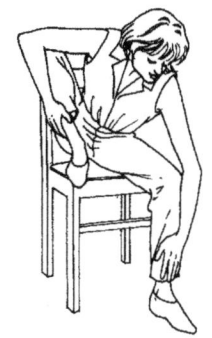

9. Wiederholen Sie die gleiche Bewegung auf der anderen Seite mit Ihrem linken Fuß auf der Stuhlkante.
   Ruhen Sie sich aus.

10. Setzen Sie sich auf Ihrem Stuhl nach vorn, und heben Sie die Knie an, so daß nur noch Ihre Zehenspitzen auf dem Boden sind. Probieren Sie aus, ob Sie mit Ihrer linken Hand bis zu Ihrer linken Ferse oder sogar noch weiter kommen. Gehen Sie einige Male mit der Hand nach unten und wieder zurück.
    Ruhen Sie sich aus.

11. Versuchen Sie die gleiche Bewegung mit Ihrer rechten Hand auf der anderen Seite.

12. Stellen Sie Ihre Füße wieder weit auseinander auf dem Fußboden auf, und legen Sie Ihre Handflächen auf die Oberschenkel. Gleiten Sie einige Male mit beiden Handflächen entlang der Vorderseite Ihrer Beine nach unten auf den Boden zu und wieder hoch.
    Ruhen Sie sich im Sitzen aus. Fällt es Ihnen jetzt leichter, auf Ihrem Stuhl zu sitzen?

9 Mehr Beweglichkeit für Hals, Schultern und Rücken

Die nächsten beiden Lektionen werden Ihnen dabei helfen, Ihren Nakken und den oberen Rücken beweglicher zu machen. Es sind einfache und schnelle Übungen, um die Anspannung aufzulösen, die sich in Ihrem Hals und Nacken ansammelt, wenn Sie längere Zeit sitzen. Überanstrengung der Handgelenke und Finger entsteht durch zuviel Reibung der Sehnen in diesen Bereichen. Wenn wir mit unseren Händen arbeiten, muß die Bewegung wie ein Echo in unseren Schultern und unserem Rumpf widerhallen. Steifheit in Schultern und Hals verhindert diese Reaktion, und die Bewegung bleibt nur auf Hände und Handgelenke beschränkt. Beziehen Sie also Ihren ganzen Körper ein, wenn Sie Ihre Hände bewegen, und die ganze Übung wird effektiver und schonender sein.

1. Setzen Sie sich an Ihren Schreibtisch, und ziehen Sie Ihren Stuhl weit genug zurück, damit Sie Ihre Arme und Ihren Kopf auf die Tischplatte legen können. Stellen Sie Ihre Füße flach auf den Boden, und lehnen Sie sich nach vorn, so daß Ihr Körper einen Winkel von ungefähr 45 Grad mit dem Fußboden bildet. Legen Sie Ihre Arme auf den Schreibtisch, so daß die Ellbogen nach außen zeigen und Ihre Finger sich über dem Kopf berühren.

> Achten Sie darauf, daß Sie in dieser Stellung leicht und entspannt atmen können und daß Ihre Füße nicht zu nah am Stuhl stehen. Legen Sie beide Seiten Ihres Gesichtes und Ihre Stirn abwechselnd auf die Tischplatte, bis Ihnen diese Stellungen angenehm geworden sind. Wenn Ihnen die Tischplatte zu hart ist, können Sie Ihren Kopf auch auf den Handrücken legen.

2. Heben Sie nun Ihren Kopf langsam und leicht, so daß Sie zur Decke schauen können, während Sie Ihre Ellbogen weiter auf dem Schreib-

Mehr Beweglichkeit für Hals, Schultern und Rücken

tisch lassen. Beobachten Sie, wie weit Sie ohne Anstrengung kommen.

Können Sie die Bewegung in Ihrem Rücken spüren?

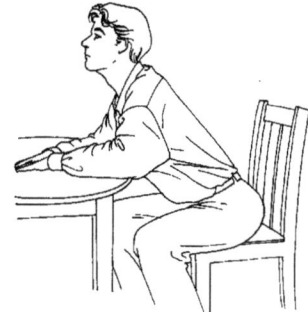

3. Lassen Sie Ihre Hände weiter zusammen und Ihre Ellbogen auseinander. Versuchen Sie nun, Ihre Stirn in der Nähe der Tischplatte zu lassen und mit Ihrem Kinn Ihre Fingerspitzen zu berühren. Bewegen Sie Ihren Kopf auf diese Weise einige Male hin und zurück.

   Versuchen Sie, mit Ihrem Kinn verschiedene Stellen Ihrer Hände und Ihrer Handgelenke zu berühren.

   Legen Sie Ihre Stirn in Nähe der Tischkante auf den Schreibtisch, und ruhen Sie sich aus. (Wenn Sie möchten, können Sie ein Handtuch oder eine andere Unterlage auf die Tischplatte legen.)

4. Rollen Sie Ihren Kopf langsam von Seite zu Seite, und lassen Sie Ihre Schultern und Ihren Rumpf diese Bewegung unterstützen.

5. Drehen Sie Ihr Gesicht nach links, und legen Sie Ihre rechte Wange auf den Handrücken. Gleiten Sie mit Ihrem Gesicht langsam zu Ihrem linken Ellbogen, als ob Sie Ihre Nase zur linken Armbeuge bewegen wollten.

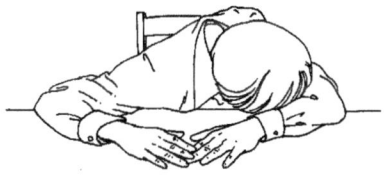

Gleiten Sie dann mit Ihrem Hinterkopf in Richtung auf Ihren rechten Ellbogen. Gleiten Sie mit Ihrem Kopf auf diese Weise mehrere Male nach links und rechts, während Sie weiter nach links schauen.

Bleiben Sie aufrecht auf Ihrem Stuhl sitzen, und ruhen Sie sich aus.

> Achten Sie darauf, daß sich Ihre Schultern bewegen, während Ihr Kopf auf den Unterarmen hin- und hergleitet. Können Sie spüren, wie sich Ihre Schultern abwechselnd auf- und abbewegen?

6. Legen Sie Ihre linke Wange auf Ihre Hände, und schauen Sie nach rechts. Gleiten Sie mit Ihrer Nase in Richtung rechte Armbeuge und mit Ihrem Hinterkopf in Richtung linke Armbeuge.
   Ändern Sie mit jeder Bewegung die Stellung Ihres Kopfes, so daß jedesmal ein anderer Teil Ihres Gesichts auf den Unterarmen entlanggleitet.
   Probieren Sie es mit Ihrem Kinn, Ihrem Mund, Ihrer Stirn usw.
   Ruhen Sie sich aus, indem Sie sich aufrecht hinsetzen. Nehmen Sie wahr, wie Sie sitzen. Sind Sie aufrechter als zu Beginn der Lektion?
   Gehen Sie im Zimmer umher, und achten Sie darauf, ob diese Lektion Ihre Haltung im Stehen verändert hat.

10 Bessere Koordination von Hals, Schultern und Rücken

In dieser Lektion werden Sie lernen, wie Sie die Beweglichkeit in den Schultern, im Rücken, Hals und Nacken erhöhen, und wie sich dadurch Anspannungen lösen, die bei längerem Sitzen entstehen. Auch Ihre Arme und Hände werden entspannt, wenn Sie am Schreibtisch arbeiten.

1. Setzen Sie sich dicht an Ihren Schreibtisch, stellen Sie die Füße flach auf den Boden, und lehnen Sie sich nach vorn, so daß Sie Ihren Kopf auf der Tischplatte auflegen können. Legen Sie Ihre Arme auf den Schreibtisch, so daß die Ellbogen nach außen zeigen und Ihre Finger sich über Ihrem Kopf berühren.

Denken Sie daran, in dieser Position bequem zu atmen und Ihre Füße nicht zu nah an den Stuhl zu ziehen. Üben Sie, auch die andere Seite Ihres Gesichts und Ihre Stirn auf den Schreibtisch zu legen, bis Ihnen diese Stellung angenehm geworden ist.
Wenn sich der Schreibtisch zu hart anfühlt, können Sie Ihren Kopf auf den Handrücken legen.

2. Heben Sie nun, während Ihre Stirn auf dem Schreibtisch oder auf Ihrem Handrücken liegt, langsam und leicht den Kopf, um an die Decke zu schauen. Beobachten Sie, wie weit Sie ohne Anstrengung kommen. Können Sie die Bewegung in Ihrem Rücken spüren?

3. Legen Sie nun Ihre rechte Hand auf den Rücken Ihrer linken Hand. Drehen Sie Ihren Kopf nach rechts, so daß Sie Ihre linke Wange auf Ihren rechten Handrücken legen können. Stellen Sie sich vor, Ihr Handrücken und Ihre Wange seien aneinandergeklebt. Können Sie Ihren rechten

Arm und Ihren Kopf als eine Einheit heben, so daß Ihr Ellbogen, Ihre Hand und Ihr Kopf sich gleichzeitig heben?
Wiederholen Sie diese Bewegung mehrere Male, bis Sie sie klar und einfach ausführen können.
Wenn Sie das nächste Mal Ihren Kopf heben, beschreiben Sie mit Ihrem Kopf und Arm einen Kreis in der Luft, so daß der höchste Punkt des Kreises in Richtung Decke zeigt und der niedrigste Punkt auf Ihrem Schreibtisch ist. Machen Sie den Kreis rund und groß.
Ruhen Sie sich aus, und nehmen Sie wahr, wie Sie jetzt sitzen.

4. Lassen Sie dieses Mal Ihren rechten Ellbogen auf dem Schreibtisch, und heben Sie mehrmals gleichzeitig Ihre rechte Hand und Ihren Kopf. Können Sie die Bewegung in Ihren Rippen spüren?
Ruhen Sie sich aus.

> Denken Sie daran, daß Ihr Handrücken und Ihre Wange sich so bewegen sollten, als seien sie aneinandergeklebt, damit die gesamte Bewegung sich in Ihrem oberen und mittleren Rücken abspielt. Spüren Sie den Unterschied, wenn Sie den ganzen Arm mit dem Kopf bewegen, und wenn Sie den Ellbogen auf dem Schreibtisch lassen? In beiden Fällen werden andere Teile Ihres Rückens mobilisiert.

5. Legen Sie Ihre linke Hand auf den Rücken Ihrer rechten Hand, drehen Sie Ihren Kopf nach links, und legen Sie die rechte Wange auf Ihren linken Handrücken. Wiederholen Sie die Schritte 3 und 4. Auf welcher Seite ist die Bewegung leichter?
Lehnen Sie sich zurück, und ruhen Sie sich aus.

6. Lehnen Sie sich wieder in der ursprünglichen, im ersten Schritt beschriebenen Position an Ihren Schreibtisch. Drehen Sie Ihren Kopf nach rechts, und legen Sie Ihre linke Wange auf Ihren linken Handrücken. Legen Sie Ihre rechte Hand auf die rechte Seite Ihres Kopfes. Heben Sie nun Ihren Kopf und Ihre rechte Hand zusammen, und drehen Sie sich dabei auf Ihrem Ellbogen. Wiederholen Sie diese Bewegung, bis sie leicht und vertraut erscheint.
Ruhen Sie sich aus.

Bessere Koordination von Hals, Schultern und Rücken 45

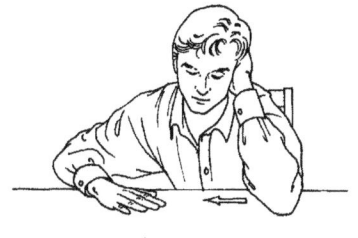 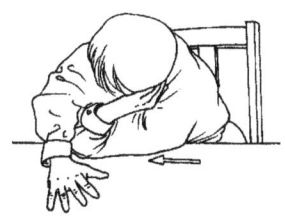

7. Schauen Sie, wenn Sie die Bewegung das nächste Mal ausführen, ob Sie Ihren Kopf und Arm so weit heben können, bis der rechte Arm senkrecht ist. (Manche Menschen sitzen schon so an ihrem Schreibtisch.)

   Bringen Sie nun Ihren rechten Ellbogen in einem Bogen an Ihrem Schreibtisch entlang bis zu Ihrer linken Hand und dann, so weit es ohne Mühe möglich ist, Ihren linken Arm hinauf. Legen Sie dann Ihren Kopf wieder auf Ihre linke Hand. Machen Sie jedesmal, wenn Sie Ihren Kopf wieder in die vertikale Position bringen, den Bogen mit Ihrem Ellbogen etwas weiter. (Können Sie über Ihre linke Schulter sehen?)

   Bringen Sie den Ellbogen auf dem gleichen Weg wieder zurück, und legen Sie Ihren Kopf wieder auf Ihre linke Hand.

   Setzen Sie sich aufrecht auf Ihren Stuhl, und ruhen Sie sich aus.

> Jede der verschiedenen Positionen der Hand auf Ihrem Kopf mobilisiert einen anderen Teil Ihrer Schultern, Ihrer Rippen und Ihrer Wirbelsäule.
>
> Indem Sie die gewohnte Bewegungsweise Ihres Kopfes einschränken, findet Ihr Gehirn einen neuen Weg, um sich so zu bewegen, daß die Anweisung ausgeführt wird. Seien Sie also bei den Bewegungen so genau wie möglich.

8. Wiederholen Sie diese Bewegung auf der anderen Seite. Legen Sie Ihre rechte Wange auf den Rücken Ihrer rechten Hand und Ihre linke Hand auf die linke Seite Ihres Kopfes.

   Ruhen Sie sich aus, und nehmen Sie Ihre Haltung wahr.

9. Legen Sie zum Abschluß wieder beide Hände auf den Schreibtisch, so daß Ihre Fingerspitzen sich berühren und Ihre Ellbogen weit auseinanderliegen. Legen Sie Ihren Kopf auf Ihre Hände oder auf Ihren Schreibtisch, und schauen Sie ein paarmal zur Decke. Nimmt Ihr Rücken nun stärker an der Bewegung teil?
Hat sich Ihr Bewegungsspielraum vergrößert?
Fühlen Sie sich in Ihrer Brust und in Ihren Schultern wohler?

11 Vom Sitzen zum Stehen

Die freie Beweglichkeit der Wirbelsäule und des Beckens sind Voraussetzungen, um leicht und mühelos sitzen und stehen zu können, vor allem wenn Sie Schwierigkeiten mit der Hüfte, den Knien oder Knöcheln haben.

Der Nutzen dieser Lektion wird am größten sein, wenn Sie vorher die ersten vier Bewegungslektionen dieses Kapitels geübt haben.

1. Kommen Sie auf Ihrem Stuhl nach vorn, indem Sie vorrutschen oder mit Ihrem Becken ein paar Schritte nach vorn machen. Setzen Sie sich so, daß Ihr linker Fuß leicht hinter Ihrem rechten Fuß steht. Ihre Füße und Beine stehen ungefähr beckenbreit auseinander. Um sicherzustellen, daß Ihre Knie und Beine entspannt und frei sind, können Sie Ihre Knie hin- und herschwenken, bis Sie keine Spannung mehr spüren, wenn Sie mit der Bewegung aufhören.

   Ruhen Sie sich aus, spüren Sie, wie Sie aufrecht auf Ihrem Stuhl sitzen und Ihren Blick weit vor Ihnen in den Raum gerichtet haben.

2. Halten Sie Ihre Wirbelsäule gerade, und stellen Sie sich Ihren Rumpf als eine Einheit vor. Wiegen Sie jetzt Ihren Körper vor und zurück, bis sich Ihr Kopf in einem weiten Bogen bewegt und Sie spüren können, wie Ihr Becken auf dem Stuhl vor- und zurückrollt. Versuchen Sie, wenn Sie sich zurückbewegen, die Bewegung zu einem Spiegelbild der Vorwärtsbewegung zu machen. Können Sie spüren, wie Ihr rechtes Bein Ihnen dabei hilft sich zurückzustoßen, wenn Sie vorgebeugt sind?

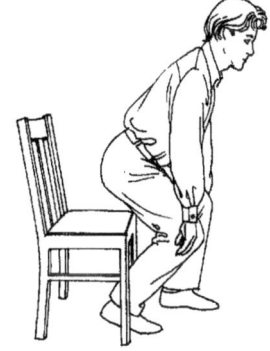

3. Legen Sie Ihre Hände auf Ihre Knie, setzen Sie sich in Nähe der Stuhlkante, und beugen Sie sich nach vorn,

bis Sie genug Gewicht über Ihrem vorderen Fuß spüren, daß ein einfaches Durchdrücken der Knie genügt, um aufzustehen. Ihr rechter Fuß sollte weiter hinter Ihrem linken Fuß stehen.

> Der vordere Fuß sollte genau unter dem rechten Knie stehen, aber Sie werden selbst herausfinden müssen, wo es für Sie am einfachsten ist. Wenn Sie Schmerzen in Ihrem rechten Knie haben, wird es leichter sein, wenn Sie zunächst den linken Fuß vorstellen, bis Sie gelernt haben, einfach aufzustehen.
> Auch wenn Sie Ihr Gewicht in Richtung auf Ihr vorderes Bein bewegen, ist es wichtig, darauf zu achten, daß Sie beim Aufstehen beide Füße belasten.

4. Legen Sie Ihre Handflächen dort auf Ihre Hüften, wo die Oberschenkel in den Rumpf übergehen. Beugen Sie sehr langsam Ihre Knie, während Sie sich nach vorn beugen. Spüren Sie, wie sich die Beuge in Ihren Hüften vertieft. Beugen Sie sich mit vorgestrecktem Kopf weiter vor, bis Ihr Becken die Stuhlkante »entdeckt«.
Üben Sie mehrere Male auf diese Weise aufzustehen. An dieser Stelle gibt es zwei Punkte, auf die Sie achten müssen: die Stelle, an der Ihr Becken den Stuhl berührt, und die Richtung, in die Ihr Kopf in Übereinstimmung mit dem Rumpf zielt.

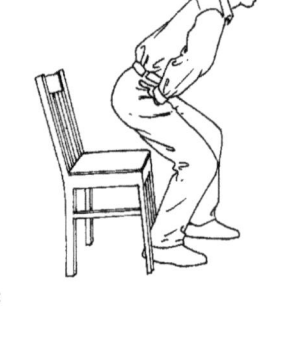

> Um das Aufstehen zu erleichtern, ist es hilfreich, sich vorzustellen, daß Sie sich über Ihre Füße hinausbewegen, um aufzustehen. Wenn Sie sich vorbeugen, um sich wieder zu setzen, können Sie sich vorstellen, daß jemand sanft Ihren Kopf hält und langsam nach vorn zieht.

Vom Sitzen zum Stehen — **49**

5. Stellen Sie jetzt Ihren linken Fuß vor Ihren rechten Fuß, und experimentieren Sie weiter damit aufzustehen und sich wieder zu setzen.
   Ruhen Sie sich aus.

> Achten Sie darauf, daß die Bewegung vollkommen umkehrbar ist, wenn Sie aufstehen oder sich wieder setzen. Auf diese Weise wird die Bewegung schnell einfacher. Wenn die Bewegung des Aufstehens oder Setzens photographiert würde, dürfte man nicht erkennen, ob Sie sich gerade setzen oder aufstehen. Die Bahn, die der Kopf, die Brust und das Becken beschreiben, ist in beide Richtungen die gleiche.

6. Lassen Sie weiter einen Fuß hinter dem anderen, während Sie aufstehen, und drehen Sie sich zu der Seite des hinteren Fußes, so als wollten Sie aufstehen, um zu einer Seite zu schauen.
   Kehren Sie diese Spiralbewegung um, wenn Sie sich setzen. Probieren Sie das auf beiden Seiten, und wechseln Sie die Position der Füße.

7. Stellen Sie jetzt Ihre Füße auseinander, so daß beide Füße genau unter den Knien stehen. Setzen Sie sich in Nähe der Stuhlkante. Beugen Sie sich nach vorn, als würden Sie mit Ihren Augen und Ihrem Mund nach etwas greifen, und beachten Sie, wie mühelos Sie aufstehen können. Beugen Sie Ihre Knie, um sich zu setzen, und greifen Sie wieder mit Ihren Augen und Ihrem Mund nach etwas vor Ihnen, während Sie leicht weiteratmen, bis Ihr Becken den Stuhl gefunden hat.

> Wir stehen nur selten ohne Grund auf. Es ist sehr viel leichter aufzustehen, wenn wir die Absicht haben, irgendwo hinzugehen. Wenn wir z.B. aufstehen, um zur Tür hinauszugehen oder um uns etwas anzuschauen oder um etwas zu erledigen. Während Sie also üben, sich hinzusetzen oder aufzustehen, denken Sie daran, sich an einer bestimmten Stelle im Raum zu orientieren, und stellen Sie sich vor, daß dieser Ort Sie aus dem Stuhl herauszieht.

8. Üben Sie aufzustehen und sich zu setzen, während Ihre Füße direkt unter Ihren Knien stehen, indem Sie versuchen, leicht hinter sich zu sehen, während Sie aufstehen. Wechseln Sie die Seiten, und fühlen Sie, wie Sie ohne Mühe diese Spiralbewegung nach oben und unten ausführen. Schauen Sie geradeaus nach vorn, und stehen Sie mit der Absicht auf, in der Richtung weiterzugehen, in die Sie gerade schauen. Denken Sie daran, die Bewegung umkehrbar zu machen, wenn Sie sich setzen.

Ruhen Sie sich aus. Wenn Sie das nächste Mal stehen, achten Sie darauf, ob es Ihnen leichter fällt zu gehen.

12 Mehr Beweglichkeit für Arme und Schultern

Diese Lektion wird die Beweglichkeit Ihrer Schultern erhöhen und es Ihnen ermöglichen, Ihre Arme und Hände mit Leichtigkeit einzusetzen.

1. Stellen Sie sich vor eine Wand, so daß Ihre Zehen nur wenige Zentimeter von der Wand entfernt sind. Legen Sie Ihre rechte Hand auf die Wand ungefähr in Höhe Ihrer Schultern.

2. Lassen Sie Ihre Hand langsam nach oben in Richtung Decke gleiten, und bringen Sie sie wieder zurück. Wiederholen Sie das mehrere Male.
   Ruhen Sie sich im Stehen aus.

3. Wiederholen Sie diese Bewegung mit Ihrem linken Arm.
   Ruhen Sie sich aus.

4. Stellen Sie sich mit Ihrer rechten Seite an die Wand. Stellen Sie Ihre Füße auseinander, so daß die rechte Seite Ihres rechten Fußes die Wand berührt, und bringen Sie Ihre Hüfte und Schulter an die Wand. Strecken Sie Ihren rechten Arm gerade vor sich aus, mit der Handfläche an der Wand, und bewegen Sie die Hand an der Wand vor und zurück. Ihre Schulter wird sich dabei auch an der Wand vor- und zurückbewegen. Lassen Sie Ihren Körper an der Bewegung teilnehmen, wenn sich der Arm vor- und zurückbewegt.
   Ruhen Sie sich aus, und gehen Sie ein wenig herum.

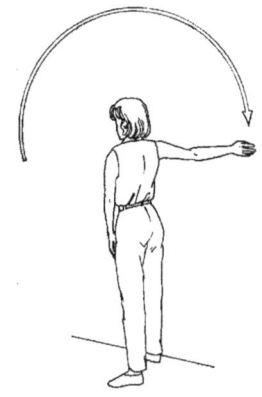

5. Gehen Sie zu der Wand zurück, und berühren Sie wieder mit Knöchel, Hüfte und Schulter die Wand. Strecken Sie

Ihre Hand aus, und lassen Sie Ihre Hand nach oben gleiten, bis sie senkrecht über Ihnen ist. Bringen Sie die Hand dann nach hinten, und schauen Sie auf die Hand, während Sie die Bewegung ausführen.

Können Sie mit Ihrer Schulter weiter die Wand berühren, wenn die Hand hinter Ihnen ist?

Beugen Sie nun Ihren rechten Ellbogen, und gleiten Sie nun mit den Handrücken an der Wand entlang, so daß die Hand zwischen Ihrer Taille und der Wand hindurch wieder nach vorn kommen kann. Machen Sie auf diese Weise mehrere große Kreise.

> Es ist wichtig, den rechten Fuß sowie die rechte Hüfte und Schulter während der Bewegung an der Wand zu halten. Achten Sie auch darauf, Ihren Kopf frei an der Bewegung teilnehmen zu lassen, damit er die Hand beobachten kann, während sie einen Kreis beschreibt. Wenn Sie Ihre rechte Schulter nicht die ganze Zeit an der Wand halten können, versuchen Sie sie so nahe wie möglich an der Wand zu halten.

6. Bewegen Sie Ihren rechten Arm in einem Kreis in der entgegengesetzten Richtung. Beginnen Sie damit, daß Sie Ihren Ellbogen in die Lücke zwischen Ihrer Taille und der Schulter bringen und Ihren Handrücken hindurchkommen lassen. Machen Sie große, faule Kreise.

   Ruhen Sie sich aus. Bemerken Sie den Unterschied im Gefühl zwischen den beiden Schultern und das Gefühl der Länge in Ihrem Arm. Fühlt sich ein Arm länger an als der andere?

   Gehen Sie etwas im Raum herum, und spüren Sie, wie verschieden Ihre Arme beim Gehen schwingen.

7. Wiederholen Sie die Bewegungen auf der linken Seite.
   Ruhen Sie sich aus, und beobachten Sie die Veränderungen in Ihrem Körpergefühl.

> Es ist wichtig, diese Bewegungen auf spielerische Weise auszuführen und Ihren Körper frei an der Bewegung teilnehmen zu lassen, damit keine Anspannung in den Schultergelenken entsteht. Achten Sie darauf, Fuß, Hüfte und Schulter genau zu plazieren. Das wird Ihre Beweglichkeit verbessern.

8. Stellen Sie sich wieder sehr nah an die Wand, so daß Ihre Zehen und Ihre Brust die Wand berühren. Legen Sie Ihre Hände an die Wand, unterhalb Ihrer Schultern, so als wollten Sie sich von der Wand wegdrücken. Gleiten Sie mit beiden Händen nach oben, bis Ihre Ellbogen und Schultern gerade sind, so als wollten Sie nach der Decke greifen.

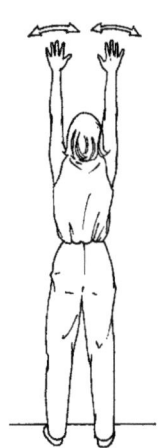

Versuchen Sie, diese Bewegung auch mit der Stirn an der Wand auszuführen.

Wenn Ihre Arme oben sind, experimentieren Sie damit, Ihre Hände an der Wand hin- und herzubewegen. Können Sie spüren, wie Ihre Schulterblätter reagieren?

Ruhen Sie sich aus, und gehen Sie etwas im Zimmer herum. Spüren Sie, wie frei sich Ihre Brust anfühlt und wie weit Ihre Schultern geworden sind.

2. Kapitel
Lektionen zur Verringerung der Anspannung in Kiefer, Mund, Gesicht und Hals

In diesen Lektionen werden Sie lernen, die Funktionsweise von Mund und Kiefer zu verbessern und beide auf angenehmere Weise zu bewegen. Sie werden auch lernen, die Anspannung in Kiefer, Mund, Gesicht und Hals zu verringern.

Kopf, Hals und Kiefer sind oft sehr anfällig für Schmerzen. Manche Beschwerden erfordern die Behandlung durch einen Zahnarzt oder Kieferchirurgen. Doch Sie können jedes Behandlungsprogramm zusätzlich mit diesen Übungen unterstützen und Ihre Heilung auf diese Weise beschleunigen.

Sie werden in diesen Lektionen Ihren Kiefer zusammen mit Ihren Augen, Ihrem Gesicht und Ihrer Zunge bewegen. Anspannung in jedem dieser Bereiche kann sich auf den Kiefer auswirken. Die Lektionen in diesem Kapitel werden Ihnen zeigen, wie Sie Ihren Kiefer leichter bewegen können, indem Sie starre und schmerzhafte Bewegungsmuster der Muskeln in Mund, Kiefer, Gesicht und Hals auflösen.

Viele Menschen haben die Erfahrung gemacht, daß diese Lektion die Ausdrucksfähigkeit Ihres Gesichts erhöht, Ihnen Erleichterung beim Atmen verschafft und Ihnen hilft, Ihre Stimme besser zu gebrauchen.

Sie können diese Lektionen im Sitzen oder im Liegen ausführen. Wenn Sie mit einer Lektion Schwierigkeiten haben, sollten Sie sie im Sitzen und im Liegen ausführen. Die Anweisungen in den folgenden Lektionen werden für die sitzende Position gegeben.

Führen Sie alle Bewegungen langsam und aufmerksam aus. Die Wirksamkeit der Lektionen hängt davon ab, wie langsam und aufmerksam Sie sie ausführen, nicht davon, wie viele Wiederholungen Sie machen. Je langsamer Sie die Bewegungen ausführen, um so leichter werden sie. Es ist wichtig, daß Sie während der Lektionen ein Gefühl von Leichtigkeit und Wohlbefinden empfinden. Wenn Sie Schmerzen spüren sollten, können Sie die Bewegung kleiner machen und mit noch weniger Anstrengung ausführen.

1 Der entspannte Kiefer

Diese Lektion wird Ihnen zeigen, wie Sie Ihren Kiefer leichter und angenehmer bewegen können. Wenn Sie Verspannungen oder Schmerzen in Ihrem Kiefer haben, werden Sie feststellen, daß die ungewöhnlichen Bewegungen in dieser Lektion Ihnen dabei helfen, die Bewegungen Ihres Kiefers angenehmer zu machen und seine Beweglichkeit zu vergrößern. Denken Sie daran, noch leichtere und kleinere Bewegungen zu machen, falls Sie Anstrengung oder Schmerzen spüren sollten. In der Feldenkrais-Methode wird die Größe einer Bewegung dadurch zunehmen, daß Sie lernen, kleine Bewegungen auf angenehme Weise auszuführen und dann allmählich auszuweiten. Wenn Sie versuchen, etwas zu erzwingen oder zu schnell vorzugehen, können die Bewegungen unangenehm werden, und Sie verlieren wieder an Beweglichkeit. Denken Sie also bei den folgenden Bewegungen daran, daß weniger in diesem Fall mehr ist.

1. Setzen Sie sich auf einen Stuhl in die Nähe eines Tisches. Schließen Sie Ihre Augen. Nehmen Sie die Position Ihrer Zunge wahr – wo ist sie? Können Sie spüren, ob Ihr Kinn genau in der Mitte Ihres Gesichts ist, oder eher etwas links oder rechts davon?

2. Öffnen Sie langsam Ihren Mund einige Male, um festzustellen, wieviel Anstrengung Sie dabei aufwenden. Wenn Sie Ihren Mund langsam genug schließen, werden Sie spüren, ob sich Ihre oberen und unteren Zähne auf einer Seite früher berühren als auf der anderen.

3. Öffnen Sie jetzt Ihren Mund, indem Sie Ihre Zunge herausstrecken. Stellen Sie sich vor, daß der Unterkiefer dabei durch die Zunge leicht nach unten gedrückt wird. Die Zunge öffnet den Unterkiefer, wenn sie sich über die Unterlippe schiebt. Achten Sie darauf, ob sich dabei nur Ihr Unterkiefer oder auch der Kopf bewegt.
Ruhen Sie sich aus.

4. Sitzen Sie aufrecht, und lehnen Sie sich nach vorn, so daß Sie Ihre Ellbogen auf den Tisch aufstützen können. Halten Sie mit den Fingern beider Hände Ihren Unterkiefer. Können Sie Ihre Daumen an die Knochen unter Ihrem Kinn legen?

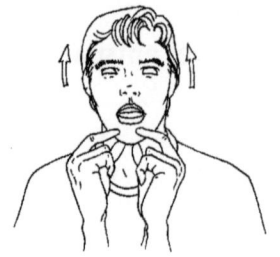

Können Sie Ihren Unterkieferknochen spüren, wenn Sie Finger und Daumen leicht zusammenschieben?

Lassen Sie Ihren Kiefer weiter auf Ihre Hände gestützt, und öffnen und schließen Sie ihn langsam, indem Sie den Kopf auf und ab bewegen.

Ruhen Sie sich aus.

> Bei dieser Bewegung öffnet sich Ihr Kiefer, weil der Kopf sich nach oben bewegt, was die übliche Beziehung zwischen Kiefer und Schädel umkehrt. Das ist ein sehr wichtiges Prinzip: Wenn eine große Masse gegen eine kleine Masse bewegt wird, führt das zu einer Zunahme der Beweglichkeit. Kieferschmerzen führen oft dazu, daß man die Arbeit der Kiefermuskeln auf die Muskeln im Nacken verschiebt und den Kiefer öffnet, indem man eine kompensierende Bewegung mit dem Nacken macht.

5. Sie werden jetzt die gleitende Bewegung des Kiefers von links nach rechts erforschen. Bewegen Sie Ihren Kiefer sanft von einer Seite zur anderen. In welcher Richtung fällt Ihnen die Bewegung leichter?

Wenn Sie einen Finger an Ihr Kinn legen, wird es leichter für Sie sein, die Bewegung zu spüren.

> Machen Sie langsame Bewegungen, und bewegen Sie den Kiefer nicht annähernd so weit, wie es möglich wäre.

Der entspannte Kiefer

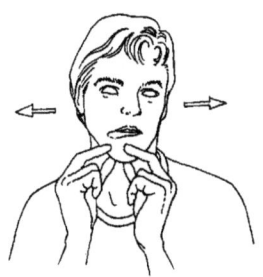

6. Halten Sie Ihren Kiefer wieder auf beiden Seiten mit Ihren Fingern. Halten Sie Ihren Kiefer still, während Sie Ihren Kopf vorsichtig nach rechts und links drehen. Können Sie spüren, wie sich Ihre Augen mit dem Kopf bewegen? Machen Sie eine kleine Pause, und bewegen Sie dann wieder Ihren Kiefer mit Unterstützung der Finger von einer Seite zur anderen.
Ruhen Sie sich aus.

7. Strecken Sie Ihre Zunge heraus, und bewegen Sie sie über Ihre Unterlippe von rechts nach links und wieder zurück. Lassen Sie Ihren Kiefer der Zunge folgen. Lassen Sie die Bewegung allmählich größer werden, so daß sich Ihr Kopf ein wenig zur Seite bewegt, wenn er Ihrer Zunge und Ihrem Kiefer folgt. Drehen Sie Ihren Kopf weiter von Seite zu Seite, wobei die Bewegung des Kiefers führt.
Ruhen Sie sich aus.

Wiederholen Sie diese Bewegungen gelegentlich, um die starren Gewohnheiten im Gebrauch des Kiefers aufzulösen.

2 Der weiche Mund

Diese Lektion wird das Empfinden in Ihrem Mund erhöhen und die Bewegung Ihres Kiefers freier machen. Viele Klienten berichten, daß sie nach dieser Lektion das Gefühl hätten, ihr Mund sei auf ungewöhnliche und angenehme Weise größer geworden.

1. Sitzen Sie aufrecht und bequem auf einem Stuhl, oder legen Sie sich mit angezogenen Knien und aufgestellten Füßen auf den Boden. Nehmen Sie mit geschlossenen Augen die Stellung Ihres Kiefers und Ihrer Zunge wahr.

2. Legen Sie Ihre Zunge in den Raum hinter den oberen vorderen Schneidezähnen. Bewegen Sie Ihre Zunge jetzt über Vorder- und Rückseite jedes Zahns auf der rechten Seite Ihres Oberkiefers. Zählen Sie von der Mitte aus nach rechts mit Ihrer Zunge die Zahl der Zähne.
Ruhen Sie sich aus.
Spüren Sie die Größe Ihres Mundraums und Ihres Kiefers. Hat Ihr Kiefer in der Ruhestellung die Position gewechselt?

3. Wiederholen Sie die Übung mit den Zähnen in Ihrem Unterkiefer. Legen Sie Ihre Zunge hinter Ihre vorderen unteren Schneidezähne. Bewegen Sie Ihre Zunge über die Vorder- und Rückseite jedes Zahns auf der rechten Seite Ihres Unterkiefers. Zählen Sie wieder von der Mitte aus nach rechts mit Ihrer Zunge die Zahl Ihrer Zähne.
Ruhen Sie sich aus.
Spüren Sie Ihren Mund und Kiefer. Gibt es einen Unterschied zwischen den beiden Seiten? Welche Seite ist Ihnen lieber?

4. Beschreiben Sie jetzt mit Ihrer Zunge einen Kreis auf der Innenseite Ihrer rechten Backe. Machen Sie den Kreis langsam, gleichmäßig und genau. Können Sie den Kreis in beide Richtungen machen? Was machen Ihre Augen dabei? Wie ist Ihre Atmung?

Der weiche Mund — **61**

Um die Kreise etwas klarer werden zu lassen, können Sie Ihre Hand von außen auf die Backe legen und spüren, wie die Zunge gegen Ihre Hand drückt.
Ruhen Sie sich aus.

> Es kann sein, daß Sie merken, wie der restliche Körper sich anspannt, während Sie mit der Zunge und dem Kiefer diese präzisen Bewegungen ausführen. Manche halten ihren Atem an und hören mit der Bewegung auf, sobald ihnen die Luft ausgeht. Atmen Sie ruhig, konzentrieren Sie sich auf die Bewegung, und lassen Sie dabei Ihre Aufmerksamkeit durch Ihren Körper gehen, um zu überprüfen, ob Sie Ihre Schultern, Hände und Füße nicht überanstrengen.

5. Bringen Sie Ihre Zunge nun in die Mitte des Kreises, und schreiben Sie Ihre Initialen auf der Innenseite Ihrer Wange. Wenn Sie möchten, können Sie auch jetzt wieder Ihre Hand von außen auf die Backe legen.
Ruhen Sie sich aus.

6. Legen Sie Ihre Zunge über Ihre vorderen oberen Schneidezähne, an die Stelle zwischen Zahnfleisch und Lippen. Bewegen Sie Ihre Zunge in dieser Mulde bis zu der Stelle, wo Sie vorhin den Kreis gemacht haben, und zurück in die Mitte der Mulde zwischen Ihren unteren Schneidezähnen und der Unterlippe. Bewegen Sie Ihre Zunge tief in dieser Mulde von Ihren oberen Schneidezähnen über die Mitte Ihrer Backe zu Ihren unteren Schneidezähnen. Können Sie die Bewegungen Ihres Kiefers, Ihres Halses und Ihrer Augen spüren?
Ruhen Sie sich aus.
Bemerken Sie den Unterschied zwischen den beiden Gesichts- und Mundhälften. Haben Ihre Zunge und Ihr Kiefer Ihre Ruhestellung verändert? Fühlt sich die rechte Seite Ihres Gesichts auch anders an?
Drehen Sie Ihren Kopf langsam von Seite zu Seite. Haben Sie eine bevorzugte Seite?

Stehen Sie auf, und gehen Sie ein bißchen herum, um zu prüfen, zu welcher Seite Sie Ihren Körper leichter drehen können.

7. Wiederholen Sie die gesamte Lektion auf Ihrer linken Seite.

3 Der freie Hals

Viele Menschen merken nicht, daß sie ihren Hals andauernd anspannen, was sich auf Stimme und Atmung auswirkt und das Schlucken erschwert. Diese Lektion wird Ihnen helfen, die Weite Ihres Halses zu kontrollieren und zu vergrößern und tiefliegende Anspannungen im Mund- und Kehlkopfbereich aufzulösen.

1. Sie können diese Lektion im Sitzen oder auf dem Rücken liegend ausführen. (Legen Sie sich dazu auf einen Teppich oder eine Matte.) Nehmen Sie sich einen Moment Zeit, um Ihren Mundraum zu spüren.
Können Sie den Raum bis zu Ihrem Kehlkopf und bis zu Ihren Lungen spüren oder sich vorstellen? Bis zu Ihrem Magen?

2. Machen Sie den Raum in Ihrem Hals und Ihrem Mund kleiner, indem Sie die Muskeln in Hals und Mund langsam zusammenpressen. Können Sie spüren, wie sich die Anspannung in Hals, Schultern und Gesicht ausdehnt?

3. Können Sie nun, während Sie Ihre Lippen geschlossen halten, den Raum in Ihrem Mund und Hals vergrößern? Wechseln Sie einige Male zwischen Ausdehnen und Zusammenziehen des Mund- und Halsraums hin und her.

> Hals und Mund dehnen sich von selbst, wenn wir gähnen. Wenn Sie nicht wissen, wie Sie Ihren Hals entspannen können, halten Sie Ihre Lippen geschlossen, und tun Sie so, als würden Sie anfangen zu gähnen. Sie können auch Ihren Mund öffnen und gähnen. So spüren Sie, was dabei in Ihrem Hals und Ihrem Mund geschieht. Versuchen Sie dann noch einmal mit geschlossenen Lippen zu gähnen.

4. Sagen Sie, während der Raum in Ihrem Mund und Hals zusammengeschrumpft ist: »Hallo.«
Sagen Sie dann Ihren Namen, und hören Sie, wie das klingt. Sprechen Sie auch Vokale, wie z. B. O und A, und hören Sie, wie das klingt.
Ruhen Sie sich aus.

5. Dehnen Sie nun Ihren Hals, und wiederholen Sie die gleichen Töne und Worte. Können Sie den Unterschied hören? Können Sie den Unterschied in Brust, Schultern, Hals, Kiefer und Gesicht spüren?

6. Wechseln Sie zwischen Zusammenpressen und Ausdehnen des Halses hin und her, und experimentieren Sie mit verschiedenen Tönen, bis Sie das Gefühl haben, daß Sie die Spannung in diesem Bereich kontrollieren und nach Wunsch verändern können.

> Experimentieren Sie damit, diese Lektion im Sitzen und im Liegen auszuführen. Die Schwerkraft wirkt in verschiedener Weise auf unsere Muskeln, je nachdem ob wir liegen oder sitzen. Sie werden Ihre Kontrolle verbessern, wenn Sie die Bewegungen in beiden Positionen ausführen können.

4 Das lebendige Gesicht

Diese Lektion wird Ihnen zeigen, wie Sie die Muskeln Ihres Gesichts im Einklang mit Ihrem Kiefer bewegen können. Wenn die Muskeln in Lippen, Wangen und dem restlichen Gesicht sich nicht bewegen, ist es schwieriger, den Kiefer frei zu bewegen.
Diese Lektion ist am wirksamsten, wenn sie sowohl auf dem Rücken liegend wie auch im Sitzen ausgeführt wird. Es empfiehlt sich, den Bewegungsablauf zunächst im Sitzen einzuüben.

1. Legen Sie Mittel- und Zeigefinger dicht unterhalb des Ohrs auf das Kiefergelenk. Schließen Sie Ihre Augen, und öffnen und schließen Sie Ihren Kiefer leicht, um das Gelenk zu finden. Bewegen Sie den Unterkiefer von einer auf die andere Seite. Können Sie das Kiefergelenk mit Ihren Fingern spüren?

2. Können Sie Ihren Kiefer vor- und zurückschieben? Spüren Sie, wie bei dieser Bewegung die Anspannung in Kehlkopf und Hals zunimmt?
   Können Sie die Bewegung mit Ihren Lippen unterstützen?

3. Hören Sie mit der Bewegung des Unterkiefers auf, und bewegen Sie Ihre Lippen vor und zurück. Was passiert dabei mit dem Unterkiefer?
   Bilden Sie mit Ihren Lippen ein »O«, so als wollten Sie jemand einen Kuß geben. Können Sie spüren, wie Ihr Kiefer automatisch nach vorn kommt?

4. Ziehen Sie die Lippen nun langsam so weit zurück, bis sich ein breites Grinsen auf Ihrem Gesicht bildet. Wenn Sie die Bewegung langsam ausführen, können Sie spüren, wie sich Ihr Unterkiefer zurückbewegt. Je breiter Ihr Grinsen, um so größer ist die Bewegung des Unterkiefers. Können Sie spüren, wie sich der Unterkiefer zurückbewegt?

5. Wechseln Sie zwischen einem spitzen Kußmund und einem breiten Grinsen hin und her, und spüren Sie, wie sich Ihr Unterkiefer mit den Lippen vor- und zurückbewegt. Ist Ihr Hals an der Vorwärtsbewegung beteiligt?

> Lassen Sie, wenn Sie die Lektion im Sitzen ausführen, den Kopf mit dem Unterkiefer nach vorn gehen, wenn Sie einen Kußmund machen, und dann wieder zurückkommen, wenn Sie die Lippen und den Unterkiefer zurückziehen, um zu grinsen. Die gemeinsame Bewegung von Gesicht und Kopf kann den Unterkiefer lösen, wenn Sie Verspannungen in diesem Bereich haben.

6. Lernen Sie, die Bewegungen von Lippen, Unterkiefer und Kopf leicht und schnell auszuführen, indem Sie sie sehr langsam üben. Versuchen Sie auch, Ihren Kopf von einer Seite auf die andere zu drehen und die Bewegungen auszuführen, während Sie in eine andere Richtung schauen.
Ruhen Sie sich aus.
Spüren Sie, wie und wo Ihr Kopf auf Ihrer Wirbelsäule sitzt. Stehen Sie auf, gehen Sie herum, und achten Sie darauf, ob Ihr Kopf auf die Bewegung Ihrer Beine reagiert. Wenn nicht, versuchen Sie diese Reaktion auszulösen.

> Die Bewegung des Unterkiefers nach vorn und nach hinten ist vor allem mit den Bewegungen der Lippen verbunden, gerade beim Küssen und beim Lächeln. Bei allen Primaten sind diese sozialen Gesten von Gesicht und Unterkiefer notwendig, um in einer Gemeinschaft zu überleben, auch wenn diese Bewegungen nicht nötig sind, um Nahrungsmittel zu kauen. Man könnte sagen, daß die Bewegung des Unterkiefers nach vorn und nach hinten soziale Bewegungen sind. Die Vor- und Zurückbewegung des Kopfes, die damit einhergeht, ist genauso natürlich und läßt sich im Gehen der meisten Vögel und Säugetiere beobachten, vor allem bei Hühnern und Pferden.

3. Kapitel
Entspanntes Autofahren

Diese Lektionen werden Ihr Wohlbefinden und Vergnügen beim Autofahren erhöhen. Sie werden darüber hinaus lernen, Ihre Haltung beim Fahren zu verbessern, so daß Sie am Steuer wacher und aufmerksamer sein werden.

Üben Sie die Lektionen dieses Kapitels, während Sie in einem geparkten Wagen sitzen. Sie werden lernen, Augen, Hände und Rücken auf eine bisher unvertraute Weise zu benutzen. Versuchen Sie also bitte nicht, die Lektionen auszuprobieren, während Sie fahren müssen. Es empfiehlt sich auch, die Lektionen nicht in einem beschränkten Raum wie z. B. einer Garage auszuführen. Wenn Sie am Straßenrand geparkt haben, kommt das der tatsächlichen Fahrsituation am nächsten. Es wird Ihnen danach leichtfallen, das Gelernte einzusetzen, wenn Sie im Verkehr stecken. Die Bewegungen in diesen Lektionen werden Ihnen bald zur Gewohnheit werden.

Legen Sie immer Ihren Sicherheitsgurt an, wenn Sie diese Lektionen ausführen, unabhängig davon, ob Sie fahren oder nicht.

Hinweis
Alle Lektionen aus Kapitel 1, insbesondere die Teile 1 bis 5, können ohne weiteres im Auto durchgeführt werden.

1 Die optimale Fahrhaltung

Wir denken beim Autofahren selten an unsere Haltung, obwohl sie einen großen Einfluß auf die Reaktionszeit und unser Wohlbefinden hat. Eine gute Körperhaltung beim Fahren wird Ihre Wachheit erhöhen, und das wird wiederum Ihre Fahrweise verbessern. Beginnen wir mit einer Lektion für Ihre Sitzhaltung. Unabhängig von Ihrem Autositz können Sie damit Ihre Sitzweise verbessern und Ihr Fahren sicherer und angenehmer machen.

1. Setzen Sie sich in Ihrem Sitz so weit zurück, daß Ihr Becken die Rückenlehne berührt. Spüren Sie, wo Sie den größten Druck wahrnehmen. Können Sie das Gas- und Bremspedal noch leicht erreichen, wenn Sie so weit hinten sitzen? Sind Ihre Ellbogen durchgedrückt, oder können Sie sie leicht beugen, so daß sie nach unten zeigen?

2. Stellen Sie Ihren Sitz so ein, daß Ihre Hände in der 10- und 2-Uhr-Position auf dem Lenkrad liegen. Achten Sie darauf, daß Ihr Becken und Kreuz weiter in Kontakt mit der Rückenlehne des Sitzes bleiben können und Sie leicht und ohne Mühe das Gas- und Bremspedal erreichen.

3. Lehnen Sie Ihre Schultern und Ihren oberen Rücken gegen den Sitz, und biegen Sie Ihr Kreuz leicht von der Rückenlehne fort. Tun Sie das, indem Sie den oberen Teil Ihres Beckens nach vorn rollen.
Rollen Sie jetzt in die andere Richtung, und drücken Sie Ihr Kreuz in den Sitz. Wiederholen Sie das mehrere Male.
(Wenn Ihnen diese Bewegung schwerfällt, machen Sie mit der zweiten oder dritten Lektion in dieser Sektion weiter, und kehren Sie später zu dieser Lektion zurück.)

> Machen Sie langsame Bewegungen, und achten Sie darauf, daß Ihr oberer Rücken und Ihre Schultern gegen den Sitz gelehnt bleiben. Machen Sie die Bewegung so groß oder so klein, wie Sie möchten.
> Achten Sie darauf, daß sich Ihre Brust und Ihr Kopf leicht heben, wenn Sie Ihren Rücken durchbiegen. Stellen Sie Ihren Rückspiegel ein, wenn Ihr Kopf in der höchsten Position ist.

4. Lassen Sie Ihren Rücken leicht durchgebogen. Finden Sie eine bequeme Stellung zwischen dem vollen Durchbiegen Ihres Rückens und dem Anlehnen an die Rückenlehne. Es mag sein, daß es zunächst etwas Mühe kostet, den Rücken leicht durchgebogen zu lassen. Wenn Sie Ihren Rücken einfach in den Sitz fallen lassen, schwächt das Ihre Muskeln und drückt die Wirbelsäule zusammen. Eine leichte Biegung unterstützt Ihre Wirbelsäule, was wiederum Schmerzen und Streß verringert. Können Sie Unterkiefer und Gesicht entspannen, während Sie die Biegung in Ihrem Rücken spüren?

> Sie haben die optimale Position gefunden, wenn Ihr Rücken leicht durchgebogen ist und die Muskeln nur noch einen kleinen Betrag an Arbeit leisten müssen. Wenn Sie einen schwachen Rücken haben, mag das zunächst etwas schwierig sein. Doch Sie werden bald feststellen, daß Ihre Muskeln sich durch diese Lektionen entwickeln, und die Stärkung Ihrer Rückenmuskeln wird Ihnen in jeder sitzenden Position helfen.

5. Beachten Sie, wieviel leichter Sie atmen, wenn Ihr Rücken etwas durchgebogen ist und Ihre Brust und Ihr Kopf angehoben sind. Sie können den Unterschied leicht spüren, wenn Sie Ihren Rücken in den Sitz zurückfallen und Ihre Brust einsinken lassen und Ihren Kopf etwas senken. Können Sie spüren, daß Sie in dieser Position in Ihrer Brust nicht so viel Raum zum Atmen haben?

6. Setzen Sie sich wieder aufrecht hin, indem Sie Ihr Becken langsam nach vorn rollen, Ihren Rücken durchbiegen und Ihre Wirbelsäule

Die optimale Fahrhaltung

lang machen. Können Sie spüren, wieviel leichter es ist, in dieser Stellung voll zu atmen? (Viele Menschen werden beim Autofahren müde, weil sie nicht »richtig« atmen. Das ist unter anderem der Grund, warum sie den Rücken in den Sitz zurückfallen lassen.)

7. Sie sind in der optimalen Fahrposition, wenn Ihr Rücken eine leichte Biegung hat, Ihre Hände bequem auf dem Lenkrad liegen, mit den Ellbogen nach unten, und Sie in den Rückspiegel schauen können, ohne Ihre Wirbelsäule lang machen zu müssen. Das Wichtigste für eine optimale Fahrposition ist volles, leichtes Atmen. Mit dieser Lektion sind Sie auf dem richtigen Weg!

Anregung: Führen Sie Lektion 1, 2 und 3 aus, während Ihre Hände in der 10- und 2-Uhr-Position auf dem Lenkrad liegen und Sie in Ihrer optimalen Fahrposition sitzen.

2 Entspannung der Augen

Diese Lektion wird auch »weiche Augen« genannt. Viele Menschen starren beim Fahren auf die Straße, bis die Augen müde werden, der Unterkiefer angespannt ist und sie nicht mehr tief atmen. Wenn sie an ihrem Ziel ankommen, fühlen sie sich zerschlagen. Mit den folgenden Anregungen können Sie diesen Zustand vermeiden.
Denken Sie daran, diese Lektion am Straßenrand auszuprobieren, bis sie Ihnen zur Gewohnheit wird und Sie sie während des Fahrens ohne großes Nachdenken einsetzen können.

1. Finden Sie Ihre optimale Fahrposition wie in Lektion 1 dieses Kapitels beschrieben. Denken Sie daran, Ihren Rückspiegel so einzustellen, daß Sie Ihre Wirbelsäule lang machen müssen, um hineinschauen zu können.

2. Schauen Sie nach vorn, und richten Sie Ihre Augen auf einen Punkt in der Ferne. Können Sie, ohne Ihre Augen zu bewegen, sehen, was rechts von diesem Punkt ist? Sie werden bemerken, daß Sie eine Menge auf der rechten Seite erkennen können, ohne Ihre Augen von dem fixierten Punkt nehmen zu müssen, so z. B. das Innere des Wagens und möglicherweise Ihren rechten Arm.
   Lassen Sie Ihre Augen weich werden. Stellen Sie sich vor, daß Sie Licht von der rechten Seite auf Ihre Augen treffen lassen.
   Schließen Sie Ihre Augen, und ruhen Sie sich aus.

3. Öffnen Sie Ihre Augen, und schauen Sie wieder auf den gleichen Punkt in der Ferne. Achten Sie auf alles, was zur Linken dieses Punktes liegt, z. B. den Wagenhimmel und den linken Teil des Wageninneren, ohne Ihre Augen dabei zu bewegen. Wie weit können Sie nach links schauen, ohne Ihre Augen zu bewegen?
   Achten Sie darauf, sich nicht anzustrengen, und lassen Sie Licht und Formen einfach zu Ihnen kommen.
   Schließen Sie Ihre Augen, und ruhen Sie sich aus.

Entspannung der Augen

4. Öffnen Sie Ihre Augen wieder, und schauen Sie auf einen Punkt vor sich. Beachten Sie, wieviel Ihr Auge sehen kann, ohne die Pupillen von dem Punkt wegzubewegen, auf den Sie schauen. Richten Sie Ihre Augen von Zeit zu Zeit auf einen anderen Punkt vor Ihnen, und nehmen Sie wahr, wie die Umgebung »auf Ihre Augen trifft«. Versuchen Sie nicht, Ihre Augen aktiv in die Umgebung zu richten.
Spüren Sie, wie das einfache Aufnehmen der Umgebung Augen, Stirn, Gesicht und Unterkiefer entspannt.

5. Bewegen Sie Ihre Augen hin und her, während Sie weiter das Gefühl bewahren, daß Sie nicht zu starren oder mit den Augen zu greifen brauchen, während Sie schauen. Atmen Sie einige Male tief ein, während Sie das tun.

6. Da wir am besten durch Kontraste lernen, versuchen Sie nun, auf die Straße vor Ihnen zu sehen und etwas anzustarren. Blinzeln Sie, und spannen Sie Ihren Kiefer an. Können Sie spüren, wie hart das Auge und der Rest Ihres Gesichtes werden?
Starren Sie noch angestrengter, und achten Sie darauf, daß es schwieriger wird, voll zu atmen, wenn Hals und Brust angespannt sind.

7. Wechseln Sie jetzt wieder zu einem weichen Blick, und lassen Sie die Formen, Farben und das Licht der Umgebung zu Ihnen kommen. Sie brauchen nicht danach zu greifen. Spüren Sie, wie sich Kiefer und Gesicht entspannen, und prüfen Sie, ob es einfacher ist, die optimale Fahrposition mit diesem weichen Fokus beizubehalten, der es Ihnen erlaubt, alles auf einmal zu sehen?

3 Müheloses Einparken

Viele Menschen überanstrengen und belasten ihren Hals, wenn sie sich umdrehen, um einzuparken. Für die meisten Autofahrer stellt das Umdrehen die stärkste Beanspruchung beim Einparken dar, weil sie ihren ganzen restlichen Körper so sehr versteifen, daß sie nur ihren Hals drehen können. Diese Lektion soll Ihnen dabei helfen, sich in jeder Situation, nicht nur in Ihrem Wagen, mühelos umzudrehen.

1. Finden Sie wieder Ihre optimale Fahrposition wie in Lektion 1 dieses Kapitels beschrieben, und lassen Sie Ihre Augen weich und entspannt werden, wie in den vorangegangenen Lektionen 1 und 2 beschrieben.

2. Schauen Sie langsam nach links und rechts über Ihre Schulter. Beachten Sie dabei, auf welcher Seite Ihnen die Bewegung leichter fällt. Strengen Sie sich nicht an, stellen Sie nur fest, wie weit Sie ohne Anstrengung kommen.

3. Schauen Sie über Ihre linke Schulter. Fassen Sie das Lenkrad dabei fester? Halten Sie den Atem an?
Schauen Sie über Ihre rechte Schulter, und achten Sie wieder darauf, wie der Rest Ihres Körpers reagiert.
Auf welcher Seite können Sie leichter atmen?

4. Halten Sie das Lenkrad, und drehen Sie Ihre Schultern und Ihren Oberkörper nach links und rechts, ohne das Lenkrad dabei fester zu greifen. Lassen Sie Ihr Becken an der Bewegung teilnehmen, indem Sie sich auch auf Ihrem Sitz leicht drehen. (Wiederholen Sie Lektion 1 des ersten Kapitels, falls Ihnen das schwerfällt.)
Ruhen Sie sich aus.

Drehen Sie Ihren Oberkörper weiter, und lassen Sie das Becken an dieser Bewegung teilnehmen, während Sie Ihr Gesicht in der Mitte lassen. Schauen Sie auf etwas vor Ihnen. Stellen Sie einen weichen Fokus her, und drehen Sie Ihren Körper nach links und rechts, ohne den Kopf dabei zu bewegen.
Ruhen Sie sich aus.

5. Drehen Sie Ihren Körper weiter wie im vierten Schritt, doch bewegen Sie diesmal gleichzeitig den Kopf langsam in die entgegengesetzte Richtung. Wenn Sie Ihren Körper nach links drehen, drehen Sie Ihren Kopf nach rechts. Wenn Sie Ihren Körper nach rechts drehen, drehen Sie Ihren Kopf nach links.
Ruhen Sie sich aus.

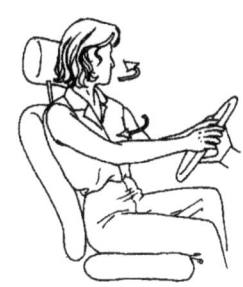

Drehen Sie dann nur Ihren Kopf, um hinter sich zu schauen. Achten Sie darauf, ob die Bewegung leichter ist, wenn ein größerer Teil Ihres Körpers an der Bewegung teilnehmen kann.

6. Finden Sie einen Punkt vor sich, auf den Sie mit weichem Fokus schauen können. Schauen Sie weiter auf diesen Punkt, während sich Ihr Körper leicht nach links und rechts dreht. Wiederholen Sie das, bis Sie dabei leicht atmen können.
Ruhen Sie sich aus.

Könnten Sie Ihre Augen absichtlich nach links bewegen, während Sie den Rest Ihres Körpers nach rechts drehen und umgekehrt? Achten Sie darauf, daß Körper und Gesicht dabei entspannt sind.
Ruhen Sie sich aus.
Drehen Sie Ihr Gesicht nach links und rechts, und folgen Sie der Bewegung mit Ihren Augen. Können Sie Ihren Hals jetzt weiter bewegen?

7. Drehen Sie sich einfach nach links und rechts, so als wollten Sie rückwärts einparken, während Sie weiter in Ihrer optimalen Fahrposition sitzen bleiben. Achten Sie darauf, ob es einfacher ist, wenn sich Ihr ganzer Körper stärker an der Bewegung beteiligt?

Beachten Sie, wie viele Körperteile Sie für diese Bewegung mobilisieren können.

4. Kapitel
Lektionen zur Vorbeugung
und Linderung von Rückenschmerzen

Bevor Sie mit diesem Kapitel beginnen, ist es wichtig, daß Sie sich so bequem wie möglich anziehen. Legen Sie alles ab, was Ihre Beweglichkeit einengt. Ziehen Sie Ihre Schuhe aus, und nehmen Sie Ihren Gürtel ab. Wenn Sie Schmuck tragen, der sich im Teppich verfangen könnte, sollten Sie diesen auch ablegen. Wenn es Ihnen warm genug ist, können Sie auch Ihre Strümpfe ausziehen. Je weniger Sie tragen, desto besser. Finden Sie einen ruhigen Platz auf dem Boden, und legen Sie sich auf einen Teppich oder eine Matte. Achten Sie darauf, daß Sie genügend Platz rings um sich herum haben, damit Sie Ihre Arme und Beine ungehindert bewegen können.

Die meisten konventionellen Programme für den Rücken enthalten Übungen, bei denen Sie sich auf sehr lineare Weise bewegen müssen, also sich z. B. immer gerade vor- und zurückbeugen oder die Wirbel der Wirbelsäule schützen und stärken, indem Sie Ihren gesamten Oberkörper versteifen. Die Übungen in diesem Kapitel kombinieren mehrere Bewegungsrichtungen, was unseren normalen Bewegungsabläufen entspricht. Wenn Sie sich z. B. bücken, um Ihre Serviette aufzuheben, oder sich aus dem Sitzen nach vorn beugen, kombinieren Sie gleichzeitig nach vorn und zur Seite gerichtete Bewegungen mit einer leichten Drehung. Wenn Sie nach oben reichen, um die Decke zu streichen oder etwas auf ein hohes Regal zu legen, verbinden Sie komplexe Bewegungen Ihres Beckens mit dem Hochheben der Arme und dem Anheben des Kopfes. Selbst bei scheinbar einfachen Handlungen sind so viele Muskeln und Gelenke beteiligt, daß selbst, wenn wir die Flexibilität in Schultern oder Hals erhöhen, die Teile des Körpers, die nicht an der Bewegung beteiligt sind, immer noch zu stark belastet sein können.

Um alle Körperteile an jeder Bewegung harmonisch zu beteiligen, werden die Rückenübungen in diesem Kapitel Kopf, Brust und Becken so verbinden, daß sie bei unseren alltäglichen Verrichtungen optimal zusammenwirken.

1 Der Körperspiegel

Diese Lektion kann auf wunderbare Weise die Anspannung in Ihrem Rücken verringern, ohne daß Sie sich dabei bewegen müssen. Sie ist ideal für die Gelegenheiten, wenn Sie zu müde sind, um sich zu bewegen. Manche benutzen diese Lektion, um ihre Aufmerksamkeit auf ihren Körper zu konzentrieren und sich ähnlich wie in einer Meditation zu erfrischen. Andere setzen sie an den Anfang ihrer Übungen. Mit etwas Training werden Sie für diese Lektion nur wenige Minuten brauchen. Wenn Sie sie regelmäßig üben, kann sie bald zu einer sehr angenehmen Gewohnheit werden.

1. Legen Sie sich auf Ihren Rücken. Legen Sie Ihre Arme neben Ihren Körper, strecken Sie Ihre Beine aus, ohne die Knie zu beugen. Wenn Ihnen diese Stellung unbequem ist oder Beschwerden verursacht, können Sie Ihre Knie anwinkeln und die Füße flach auf den Boden stellen.

2. Ihre erste Aufgabe besteht darin, wahrzunehmen, wie Ihr Körper auf dem Boden liegt. Nutzen Sie den Boden wie einen kinästhetischen Spiegel, der Ihnen zeigt, wie sich Ihr Körper fühlt. Beobachten Sie die Art und Weise, in der Sie jetzt auf dem Boden liegen, Ihre Haltung auf dem Boden. Gibt es z. B. einen Teil Ihres Körpers, der schwer auf den Boden drückt? Gibt es einen Teil Ihres Körpers, der viel Abstand vom Boden hat?
Beachten Sie, wie der Boden Sie unterstützt. Entspannen Sie alle Ihre Muskeln genug, um sich vollständig vom Boden tragen zu lassen?

Wir haben immer eine bestimmte Haltung. Viele verwechseln Haltung mit Stellung. Ihre Haltung ist ein dynamischer Prozeß, der sich in der Art und Weise ausdrückt, in der Sie stehen, sitzen oder auf dem Boden liegen. Mit anderen Worten: Haltung drückt sich in jeder Stellung des Körpers aus. Aus diesem Grund haben viele Menschen, unabhängig von der Stellung, in der sie sich befinden, Verspannungen in den gleichen Muskeln. Wenn Sie Ihre Haltung auf dem Boden beobachten, können Sie typische Haltungstendenzen wahrnehmen, die sich in jeder Stellung zeigen.

3. Spüren Sie den Druck auf Ihrem Hinterkopf, und nehmen Sie den Abdruck wahr, den dieser Druck auf dem Boden macht.
Beachten Sie auch die Form, die der Druck auf die Rückseite Ihres Brustkorbs und die Rückseite Ihres Beckens bildet.
Welcher Körperteil nimmt die größte Fläche auf dem Boden ein, Kopf, Rippen oder Becken?
Liegt ein größerer Teil Ihrer rechten oder Ihrer linken Körperseite auf dem Boden auf?

4. Beachten Sie die Kurven in Ihrer Wirbelsäule, im Kreuz, im Lendenwirbelbereich, im Halswirbelbereich. Wo haben Sie keinen Kontakt zum Boden? Welche dieser Kurven scheint am weitesten vom Boden entfernt zu sein? Antworten Sie darauf, ohne Ihre Hände zu Hilfe zu nehmen. Lassen Sie Ihre Hände weiter neben Ihrem Körper ausgestreckt, und nutzen Sie nur den Druck vom Boden und Ihre eigenen kinästhetischen Empfindungen als Anhaltspunkte.
Welche Kurve ist höher, die im Nacken oder die im Kreuz?
Welche Kurve beschreibt einen weiteren Bogen, die in Ihrem Nakken oder die in Ihrem Kreuz?

5. Beachten Sie, wie Ihre Beine auf dem Boden aufliegen. Vielleicht bemerken Sie, daß nur wenig Kontakt in dem Bereich zwischen Becken und Waden besteht. Viele halten ihre Beine in der Ruhestellung über dem Boden ab, so daß die Oberschenkelmuskeln den Boden nicht berühren. Der Grund dafür ist eine unbewußte Anspannung der Oberschenkelmuskeln.
Achten Sie als nächstes auf die Form des Abdrucks, den Ihre Waden und Fersen auf dem Boden machen. Vielleicht haben Sie das Gefühl, daß ein Fuß und Bein weiter nach außen gedreht ist als das andere.

Der Körperspiegel

6. Beachten Sie die relative Höhe der Schultern. Vielleicht bemerken Sie, daß eine Schulter mehr Abstand zum Boden hat als die andere, oder ein Schulterblatt sich breiter oder flacher anfühlt als das andere. Wenn Sie sich die Rückseite Ihres Brustkorbes anschauen und den Druck, den er auf den Boden ausübt, spüren könnten, würde Ihnen möglicherweise auffallen, daß er zusammen mit der Schulter stärker zu einer Seite gerollt oder geneigt ist als zur anderen. Sehr wenige Menschen sind in diesem Bereich symmetrisch.

7. Stellen Sie sich vor, daß Sie mit Ihrer Wirbelsäule auf einem Balken oder auf einem Hochseil liegen. Zu welcher Seite würde Ihr Körper fallen? Beobachten Sie, zu welcher Seite das Becken unabhängig vom restlichen Körper rollen würde. Ihre Brust? Ihr Kopf?
Seien Sie nicht überrascht, wenn nicht alle Körperteile in die gleiche Richtung rollen würden.

8. Beachten Sie, welcher Anteil Ihrer Rückseite tatsächlich auf dem Boden aufliegt. Was glauben Sie, wieviel Prozent Ihrer Rückseite den Boden berühren?

Bei manchen Menschen werden es 20 %, bei anderen 80 % sein. Die Schwankungen können tatsächlich so groß sein, je nachdem wie der Muskeltonus auf der Rückseite ihres Körpers ist. Je angespannter die Rückenmuskeln sind, um so größer wird die Wölbung und der Abstand zum Boden sein. Wenn die Streckmuskeln im Rücken angespannt sind, ist es so, als würden sie einen Bogen spannen, und die Kurve im Bogen nimmt folglich zu. Achten Sie während dieser Übung darauf, ob Sie den Eindruck haben, daß Sie beginnen tiefer, flacher und breiter zu liegen und mehr Gewicht an den Boden abzugeben.

9. Lassen Sie uns nun herausfinden, warum es für manche unangenehm ist, mit ausgestreckten Beinen zu liegen. Ziehen Sie Ihre Beine an, und stellen Sie Ihre Füße flach auf den Boden. Achten Sie darauf, was mit der Stellung Ihres Kreuzes passiert. Haben Sie das Gefühl, daß es näher am Boden liegt? Ist der Druck jetzt an einer anderen Stelle unter dem Becken?

Strecken Sie jetzt wieder die Beine aus, und achten Sie darauf, was sich in Ihrem Becken und in dem Abdruck, den Ihr Becken auf dem Boden macht, verändert hat.

Ziehen Sie dann wieder die Knie an, und stellen Sie Ihre Füße flach auf. Machen Sie das mehrere Male, bis Sie hin- und herwechseln können und dabei genau wissen, wie die Stellung Ihrer Beine die Stellung Ihres Kreuzes und Beckens beeinflußt.

> Bei jeder Lektion in diesem Buch, aber vor allem bei den Lektionen, die Sie auf dem Boden liegend ausführen, werden Sie eine Veränderung in der Lage Ihres Körpers im Verhältnis zum Boden bemerken. Manches wird sich länger, lockerer, flacher anfühlen und Ihnen das Gefühl geben, daß Sie vom Boden stärker getragen werden. Das ist eine positive Veränderung und etwas, das Sie beobachten sollten, wann immer Sie sich zwischen den Bewegungen in dieser Lektion ausruhen oder eine Pause machen.

2 Rock 'n' Roll

Die Bewegung, die Sie in dieser Lektion lernen werden, ist eine der wichtigsten im Rückenübungsprogramm. Sie muß mit voller Aufmerksamkeit ausgeführt werden, damit die maximale positive Wirkung erzielt werden kann. Denken Sie daran, daß es bei diesen Lektionen nicht nur darum geht, Bewegungen auszuführen, die für den Körper gut sind, sondern auch darum, Informationen zu sammeln, die für das Gehirn nützlich sind.

1. Legen Sie sich auf den Rücken, ziehen Sie die Knie an, und stellen Sie die Füße flach auf den Boden. Finden Sie eine sehr bequeme Stellung für Ihre Füße, so daß die Füße ungefähr schulterbreit auseinanderstehen. Achten Sie darauf, daß die Knöchel nicht nahe zusammen stehen und daß Ihre Füße flach genug auf dem Boden stehen, damit Sie Fersen und Zehen auf dem Boden spüren können. Finden Sie die Stelle, an der Ihre Knie über den Füßen im Gleichgewicht sind.

> Möglicherweise ist in dieser Stellung die Kurve in Ihrem Nacken so ausgeprägt, daß es Ihnen unbequem ist und es Ihnen schwerfällt zu atmen. Legen Sie in diesem Fall ein Kissen oder ein zusammengefaltetes Handtuch unter Ihren Kopf, damit er in einer Höhe liegt, die Ihnen angenehm ist, und die Anspannung in Ihrem Nacken verringert wird.

2. Drücken Sie Ihre Füße in den Boden, so daß Ihr Becken zum Kopf rollt und Ihr Kreuz näher zum Boden kommt. Wenn Sie das Gefühl haben, daß es voll auf dem Boden aufliegt, stellen Sie sich vor, Ihre Lendenwirbelsäule stärker auf den Boden zu drücken. Entspannen Sie diese Muskeln, und rollen Sie das Becken in Richtung Ihrer Füße; Sie werden spüren, wie Ihr Gewicht sich auf den unteren Teil Ihres Beckens verlagert und sich Ihr Rücken zusammenzieht. Die Lendenwirbelsäule wird sich dabei vom Boden abheben.

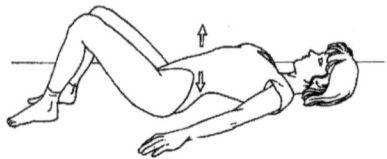

Drücken Sie wieder durch Ihre Füße, und rollen Sie das Becken zurück in Richtung Kopf, bis die Lendenwirbelsäule wieder flacher wird.

Rollen Sie Ihr Becken weiter auf diese Weise vor und zurück, in Richtung Kopf und dann in Richtung Füße, und achten Sie dabei darauf, wie Ihr Kreuz flacher wird und sich dann wieder wölbt.

Ruhen Sie sich aus.

3. Legen Sie Ihre Hände auf den Bauch, und wiederholen Sie diese Bewegung. Vielleicht spüren Sie mit den Händen, daß Sie den Bauch anspannen, um Ihr Kreuz dabei zu unterstützen, näher an den Boden zu kommen. Versuchen Sie das nicht. Es reicht aus, einfach durch die Beine Druck auf die Füße auszuüben, um das Becken dabei zu unterstützen, in Richtung Kopf zu rollen.

Achten Sie darauf, Ihr Becken nicht vom Boden abzuheben. Während es weiter schwer auf dem Boden liegen bleibt, wird es weit genug rollen, damit Sie spüren können, wie Ihr Kreuz flacher wird und dem Boden näher kommt.

Rollen Sie dann Ihr Becken in Richtung Füße, während das Gewicht Ihres Beckens weiter voll auf dem Boden bleibt, und Sie spüren, wie die Kurve in Ihrer Lendenwirbelsäule zunimmt. Bewegen Sie sich auf diese Weise innerhalb bequemer Grenzen hin und her.

Ruhen Sie sich aus.

> Während Sie diese Bewegung ausführen, werden Sie spüren, daß Ihr Kopf durch das Rollen der Wirbelsäule gezogen und geschoben wird. Sie sollten spüren, wie Ihr Kopf auf dem Boden eine Auf- und Abbewegung macht. Entspannen Sie Ihren Kiefer, so daß die Zähne nicht aufeinanderbeißen. Entspannen Sie Ihre Augen, und prüfen Sie, ob Sie Ihr Becken in beide Richtungen

> etwas weiter rollen können. Machen Sie sehr langsame Bewegungen. Achten Sie darauf, daß Sie sich langsam genug bewegen, um spüren zu können, wie Ihre Beine in die Füße hinein drücken, in den Boden hinein, und wie Ihr Rücken arbeitet, wenn Sie Ihr Becken auf die Füße zu rollen, um die Wirbelsäule zu biegen. Falls die Bewegung in eine der beiden Richtungen für Sie unangenehm sein sollte, verringern Sie das Ausmaß der Bewegung in diese Richtung.

4. Kehren Sie wieder zu der vorherigen Bewegung zurück, aber achten Sie dieses Mal darauf, daß die Bewegung ausgeführt werden kann, indem Sie die Arbeit nur auf Ihre Beine und Ihren Rücken verteilen, ohne Beteiligung des Bauches; er braucht sich nicht zusammenzuziehen. Wir spannen oft den Bauch an und versteifen ihn, wenn wir unseren Rücken bewegen wollen. Beginnen Sie damit, langsam und tief in Ihren Bauch einzuatmen und währenddessen die Bewegung Ihres Beckens etwas zu beschleunigen.
Probieren Sie, bei jedem Atemzug mehrere Bewegungen Ihres Beckens zu machen. Wenn Sie mit einem Einatmen leicht und angenehm mindestens fünf Beckenbewegungen vor und zurück schaffen, ist Ihr Bauch bei der Bewegung wahrscheinlich frei von Anspannung.
Machen Sie eine Pause, und ruhen Sie sich aus.

5. Legen Sie Ihre Arme auf den Boden über Ihrem Kopf, so daß die Handrücken auf oder nahe dem Boden liegen. Fühlen Sie, wie sich Ihr Brustkorb weitet und Ihre Rippen öffnet. Rollen Sie Ihr Becken wieder vor und zurück, vom Kopf zu den Füßen, und achten Sie darauf, ob Ihnen die Bewegung nun größer erscheint.

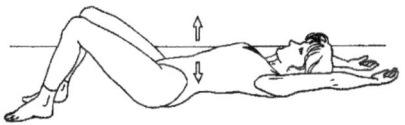

Können Sie spüren, daß sich die Stellung der Wirbelsäule verändert, wenn Ihre Arme über dem Kopf sind?
Prüfen Sie, ob Sie jetzt mehr Bewegungsspielraum in Ihrem Becken haben.

> Denken Sie daran, die Bewegung so groß zu machen, wie es Ihnen ohne Anstrengung möglich ist. Sobald Sie mit der Bewegung vertraut geworden sind, können Sie sie so schnell machen, wie es für Sie bequem ist. Wenn Sie sie langsam eingeübt haben, werden Sie sich bald sicher fühlen. Fangen Sie an, die Bewegung langsam zu beschleunigen, ungefähr so wie eine Dampflokomotive, die anfährt und allmählich beschleunigt, bis sie ihre volle Geschwindigkeit erreicht hat. Prüfen Sie, ob Sie das ohne jede Anspannung in Ihrem Bauch schaffen können, so daß Ihre Atmung sehr langsam bleibt. Das ist sehr wichtig. Richten Sie Ihre Aufmerksamkeit vor allem darauf. Atmen Sie lang, tief und langsam ein, und bewegen Sie Ihr Becken schnell vor und zurück. Spüren Sie, wie Ihr Kopf frei auf die Bewegungen des Beckens reagieren kann. Entspannen Sie Ihren Kiefer, und lassen Sie den Kopf auf dem Boden vor- und zurückkippen. Ihr Brustkorb bleibt weich und entspannt. Beobachten Sie, wie Ihre Füße auf den Boden drücken und Ihr Becken bei dem Vor- und Zurückrollen unterstützen, auch wenn Sie die Bewegung schnell ausführen. Beenden Sie die Bewegung, und ruhen Sie sich aus. Strecken Sie Ihre Beine aus, und legen Sie Ihre Arme neben sich auf den Boden.

6. Überlassen Sie, bei ausgestreckten Beinen, Ihren Rücken vollständig dem Boden. Achten Sie darauf, ob Ihr Körper jetzt auf andere Weise auf dem Boden liegt als am Anfang. Spüren Sie, ob Ihr Rücken sich jetzt tiefer, flacher und breiter anfühlt. Diese einfache Wiegebewegung des Beckens kann schon ausreichen, um den Muskeltonus in Ihrem Kreuz deutlich zu verringern. Viele Menschen machen die Erfahrung, daß sie gewöhnliche Rückenbeschwerden mit dieser Übung schnell lindern können.

3 Der biegsame Rücken

Diese Lektion wird Ihnen einen interessanten Weg zeigen, Ihren Körper zu beugen. Sie werden während der Lektion eine Reihe von Veränderungen in Ihren Rückenmuskeln bemerken. Wie in jeder Lernsituation werden Sie um so schneller lernen und um so mehr behalten, je weniger Sie sich anstrengen. Je mehr Anstrengung Sie aufwenden, um so mehr wird die Bewegung zu reiner Gymnastik und um so weniger lernen Sie, Ihre Rückenmuskeln zu kontrollieren.

1. Legen Sie sich auf den Rücken, und heben Sie langsam den Kopf, um auf Ihre Füße zu schauen. Beobachten Sie, wieviel Kraft Sie aufwenden, um diese Bewegung auszuführen. Strengen Sie sich nicht an.
Senken Sie den Kopf wieder auf den Boden. Wiederholen Sie die Bewegung noch ein- oder zweimal, nur um festzustellen, wieviel Anstrengung Sie aufwenden und wie hoch Sie den Kopf ohne Mühe heben können. Wie hoch können Sie ihn ohne viel Aufwand heben? Wo in Ihrem Körper verrichten Sie Arbeit, um Ihren Kopf zu heben?
Senken Sie den Kopf wieder auf den Boden. Erinnern Sie sich daran, wie hoch Sie ihn ohne Anstrengung gehoben haben, und erinnern Sie sich später an die Arbeit, die Sie dabei geleistet haben, wenn Sie gelernt haben, Ihren Gebrauch von Bauch und Brust zu verbessern und die Anspannung in Ihrem Rücken aufzulösen.
Ruhen Sie sich aus.

2. Ziehen Sie die Knie an, und stellen Sie wieder beide Füße flach auf den Boden auf. Legen Sie Ihre rechte Hand unter den Kopf. Spüren Sie das Gewicht Ihres Kopfes auf Ihrer Hand.
Ziehen Sie jetzt Ihr rechtes Knie zu Ihrer Brust, so daß der Fuß vom Boden kommt, und halten Sie Ihr rechtes Knie mit Ihrer linken Hand. Halten Sie das Knie an der Stelle, wo Sie beim Knien Druck verspüren würden.
Finden Sie eine bequeme Stellung für Ihren Ellbogen und Ihr Knie,

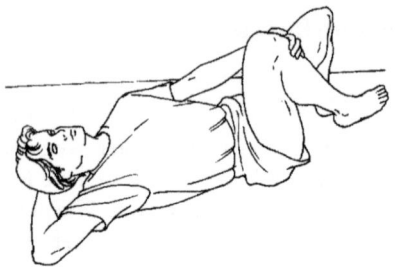

so daß beide vollkommen entspannt sind. Der rechte Ellbogen sollte auf dem Boden ruhen, und das rechte Knie sollte weit genug von Ihnen entfernt sein, so daß der linke Ellbogen gestreckt ist.

> Wenn es Ihnen schwerfällt, Ihr Knie festzuhalten, können Sie Ihre Hand in die Beuge hinter Ihrem angewinkelten Knie legen oder auch einfach das Hosenbein greifen.

3. Bringen Sie jetzt sehr langsam und sanft Ihren rechten Ellbogen und Ihr rechtes Knie zusammen, und heben Sie dabei den Kopf vom Boden. Bewegen Sie ihn auf das Knie zu, ohne die Absicht, das Knie zu berühren, und achten Sie darauf, wie sich Ihre Rippen wie die Falten in einem Akkordeon aufeinander zu bewegen. Das ist eine gute Gelegenheit, die Luft aus Ihrem Körper entweichen zu lassen. Wenn Sie Kopf und Ellbogen wieder auf den Boden auflegen, dehnt sich der Brustkorb, und es fällt Ihnen leichter einzuatmen. Atmen Sie langsam und gleichmäßig.

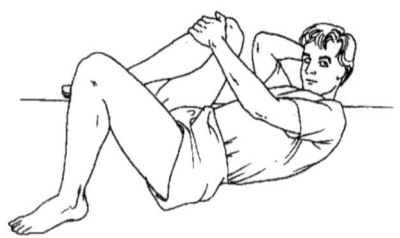

Bewegen Sie den rechten Ellbogen und das rechte Knie mehrere Male aufeinander zu.

Legen Sie dann Ihre Arme und Beine auf den Boden, und spüren Sie den Unterschied zwischen der rechten und linken Körperseite, vor allem in Rücken, Schultern und Hüfte.

> Spüren Sie, wie der Kopf sich hebt, und achten Sie darauf, in welche Richtung er sich bewegen will. Geht er gerade nach oben oder etwas stärker zu einer Seite? Dreht er sich leicht, wenn Sie ihn vom Boden heben? Halten Sie Ihre Hand so unter Ihrem Kopf, so daß Ihr Nacken ausreichend unterstützt ist. Sie werden selbst erforschen müssen, was am besten für Sie geeignet ist. Achten Sie auf die Entfernung zwischen Ellbogen und Knie. Es kann sein, daß sie sich berühren – das ist in Ordnung, solange das für Sie angenehm ist und Sie sich nicht anstrengen müssen. Spüren Sie, welcher Teil Ihres Bauches Arbeit verrichtet, um Ellbogen und Knie zusammenzuziehen. Achten Sie auch darauf, daß Ihr Ellbogen genau auf das Knie zeigt.

4. Ziehen Sie nun wieder Ihre Knie an, und stellen Sie Ihre Füße flach auf den Boden. Legen Sie Ihre rechte Hand, wie vorhin, hinter Ihren Kopf, aber heben Sie dieses Mal Ihr linkes Knie, und halten Sie es mit Ihrer linken Hand. Bewegen Sie nun den rechten Ellbogen und das linke Knie aufeinander zu. Sie werden bemerken, daß Sie andere Muskeln in Ihrer Brust und Ihrem Bauch einsetzen als bei der vorherigen Übung.

Ruhen Sie sich aus, und nehmen Sie wahr, ob sich etwas an Ihrem Kontakt mit dem Boden verändert hat.

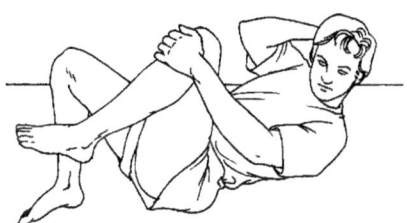

> Machen Sie langsame, leichte Bewegungen. Was will Ihr Kopf in der Bewegung tun? Versteifen Sie Ihren Nacken, und zwingen Sie Ihren Kopf, auf das Knie zu schauen? Oder bemerken Sie, daß der Kopf sich von allein weiter nach links drehen will, wenn der rechte Ellbogen sich dem linken Knie nähert? Lassen Sie den Kopf nach links drehen? Achten Sie darauf, daß Sie die Entfernung zwischen Ellbogen und Knie vergrößern, indem Sie den rechten Ellbogen wieder auf den Boden legen. Lassen Sie das linke Knie dabei nicht los.

5. Beobachten Sie jetzt, ob Sie das gleiche angenehme Gefühl auf Ihrer anderen Seite herstellen können. Beginnen Sie, indem Sie Ihre Knie anziehen, die Füße flach auf den Boden stellen und Ihre linke Hand unter den Kopf legen. Heben Sie Ihr linkes Knie an, und halten Sie es mit Ihrer rechten Hand. Achten Sie auch hier wieder darauf, daß der Griff für Sie so angenehm wie möglich ist. Bewegen Sie dann Ihren linken Ellbogen und Ihr linkes Knie mehrere Male aufeinander zu, und nehmen Sie die Unterschiede in Ihrer Anstrengung und Flexibilität auf dieser Seite wahr.

Ruhen Sie sich aus, und spüren Sie die Veränderung in Rücken, Schultern und Hüfte.

> Je mehr wir uns anstrengen, um so weniger können wir Unterschiede wahrnehmen, weil wir uns über schwierige Stellen der Bewegung durch verstärkten Muskelaufwand hinweghelfen. Um aufmerksam sein zu können, müssen Sie weniger Anstrengung aufwenden, damit Sie klarer die Unterschiede in Ihren Bewegungen spüren können. Die Bewegungen werden leichter und klarer, wenn Sie sie präzise ausführen. Jedesmal, wenn Sie Ellbogen und Knie aufeinander zu bewegen, können Sie sich vorstellen, daß eine Ameise zwischen zwei verschiedenen Stellen auf Ihrem Knie hin und her kriecht, damit Sie Ihren Ellbogen auf eine kleine, klar umrissene Stelle richten können, die sich mit der Bewegung der Ameise ändert. Diese Änderung in der Richtung Ihrer Bewegung sorgt dafür, daß immer wieder neue Muskelfasern aktiviert werden.

> Um die Wirksamkeit dieser Abwechslung zu erleben, bewegen Sie Ihren Unterarm und Ihr Knie einige Male aufeinander zu, und dann bringen Sie Ellbogen und Knie wieder zusammen. Sie werden wahrscheinlich eine unmittelbare Zunahme in dem Ausmaß und der Leichtigkeit der Bewegung spüren.
> Sie sollten die Bewegungen in der gleichen Geschwindigkeit, mit der Sie atmen, ausführen.

6. Halten Sie wieder Ihr rechtes Knie mit Ihrer rechten Hand, legen Sie Ihre linke Hand unter Ihren Kopf und bewegen Sie beide in einer diagonalen Bewegung aufeinander zu. Suchen Sie nach dem bequemsten, leichtesten Weg, nach dem Weg des geringsten Widerstandes. Ruhen Sie sich mit ausgestreckten Armen und Beinen aus.

7. Verschränken Sie Ihre Finger, und legen Sie sie unter Ihren Kopf. Ziehen Sie beide Knie an den Bauch. Achten Sie darauf, daß Ihre Füße und Knöchel entspannt sind und Ihr Becken weiter auf dem Fußboden bleibt. Ihre Knie sollten ungefähr über Ihrem Bauch sein. Ziehen Sie jetzt sehr langsam beide Ellbogen an den Kopf heran, und legen Sie sie dann wieder auf den Boden. Ihre Ellbogen öffnen und schließen sich wie die Flügel eines Schmetterlings.

8. Wenn Ihre Ellbogen sich das nächste Mal um Ihren Kopf schließen, bewegen Sie sowohl Ellbogen wie Knie aufeinander zu und dann wieder auseinander. Wenn Kopf und Arme wieder auf den Boden zurückkommen, entfernen sich die Knie wieder etwas von Ihnen. Wenn Sie möchten, können Sie die Füße wieder auf dem Boden aufstellen. Bewegen Sie auf diese Weise beide Ellbogen und Knie einige Male zusammen. Achten Sie darauf, entspannt weiterzuatmen, während Sie üben.
Legen Sie Arme und Beine auf den Boden, und ruhen Sie sich auf dem Rücken aus.

> Falls Ihr Nacken bei dieser Bewegung zu stark belastet wird, können Sie Ihre Hände weiter unten in Ihren Nacken legen, so wird er stärker unterstützt.

9. Bewegen Sie jetzt wieder beide Ellbogen und Knie aufeinander zu, soweit wie es für Sie angenehm ist. Wenn die Ellbogen die Knie berühren, bleiben Sie eine Zeitlang in dieser Stellung. Falls Sie sehr gelenkig sind, können Sie vielleicht die Knie mit den Ellbogen umfassen. Für die meisten wird es ausreichen, wenn sie eine angenehme Entfernung zwischen Ellbogen und Knien finden. Stellen Sie sich vor, daß Sie auf jeder Seite einen Stock zwischen Ellbogen und Knien balancieren.
Versuchen Sie jetzt, ohne die Stellung zu verändern, ein wenig von Seite zu Seite zu rollen. Machen Sie damit weiter, solange Sie möchten, aber achten Sie dabei darauf, entspannt zu atmen.

10. Legen Sie Arme und Beine auf den Boden, und ruhen Sie sich auf dem Rücken liegend aus. Wenn Sie mit den Muskeln auf der Vorderseite Ihres Körpers arbeiten, führt das dazu, daß sich die Muskeln auf der Rückseite entspannen. Gehen Sie langsam umher, und nehmen Sie die Veränderungen in Ihrer Haltung wahr.

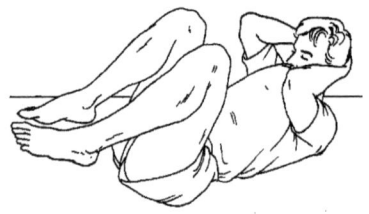

4 Bequemes Drehen der Wirbelsäule

Diese Lektion wird Ihnen die Gelegenheit geben, Ihre Wirbelsäule zu drehen und die Muskeln auf der Innenseite Ihrer Schenkel zu entspannen. Wenn wir unter Schmerzen und Streß leiden, verlieren wir die Fähigkeit, unser Becken und unsere Rippen unabhängig voneinander zu bewegen, und wir spannen die Innenseite unserer Schenkel an, um unsere Beine in einer Schonhaltung zusammenzubringen. Diese Lektion ist ein angenehmes Gegenmittel.

1. Legen Sie sich auf Ihren Rücken, und nehmen Sie sich einen Moment Zeit, um Ihren Kontakt mit dem Boden zu spüren. Wenn Sie möchten, können Sie sich dazu wieder die erste Lektion dieses Kapitels vornehmen (Der Körperspiegel).

2. Breiten Sie Ihre Arme aus, so daß Hände und Ellbogen auf Schulterhöhe sind. Wenn Sie wollen, können Sie Ihren Kopf zur Seite rollen, um zu überprüfen, ob Ihre Hände auf der gleichen Höhe sind wie Ihre Schultern. Lassen Sie die Arme einfach auf dem Boden ruhen.

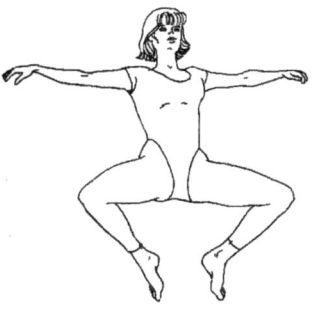

Ziehen Sie Ihre Knie an, und stellen Sie Ihre Füße etwa schulterweit auseinander, flach auf den Boden. Bewegen Sie jetzt Ihre Knie auseinander, so daß Ihre Füße auf den Außenrist rollen, und bringen Sie sie dann wieder zusammen. Sie werden spüren, wie die Muskeln auf der Innenseite Ihrer Schenkel (Adduktoren) gedehnt werden, wenn Sie die Knie auseinanderbewegen, und sich zusammenziehen, wenn Sie die Knie wieder zusammenbringen. Wir werden in dieser Lektion daran arbeiten, diese Muskeln weiter zu entspannen.

3. Halten Sie Ihre Knie zusammen, und rollen Sie Ihre Füße nach rechts, so daß beide Knie nach rechts zeigen. Lassen Sie sie in dieser Stellung. Nehmen Sie nun Ihr linkes Knie, und ziehen Sie es nach links. Ihr Fuß bleibt dabei auf dem Boden. Rollen Sie den Fuß auf die andere Seite, und ziehen Sie das linke Knie so weit Sie können vom rechten Knie fort – achten Sie darauf, das rechte Knie nicht zu bewegen –, und bringen Sie das linke Knie dann wieder zurück auf das rechte Knie. Wiederholen Sie diese Bewegung mit dem linken Knie mehrere Male und achten Sie weiter darauf, daß sich das rechte Knie nicht bewegt. Wenn Sie möchten, können Sie das rechte Knie sogar festhalten, um ganz sicher zu sein, daß es sich nicht bewegt, und darauf achten, daß sich das linke Knie jedesmal ein wenig weiter bewegt, bevor das rechte Knie anspricht. Wir haben in unserer Kultur eine starke Gewohnheit, unsere Adduktoren zusammenzupressen, was die Wirbelsäule beeinträchtigt und das Becken zusammenpreßt. Probieren Sie, einen Weg zu finden, der es Ihnen erlaubt, Ihre Knie immer weiter auseinanderzubringen.
Legen Sie Ihre Beine wieder auf den Boden, und ruhen Sie sich aus.

4. Wenn Sie das nächste Mal Ihr linkes Knie nach links ziehen, machen Sie weiter, bis das rechte Knie folgen muß, und richten Sie dann beide Knie nach links.
Nehmen Sie nun Ihr rechtes Knie, und ziehen Sie es, so weit wie es ohne Anstrengung geht, vom linken Knie fort. Um Ihre Knie weiter auseinanderzubringen, als Sie es bisher getan haben, müssen Sie eine eingefleischte Gewohnheit überwinden.
Bewegen Sie Ihr rechtes Knie mehrmals hin und her, und achten Sie dabei darauf, daß sich das linke Knie nicht bewegt.
Ruhen Sie sich aus.

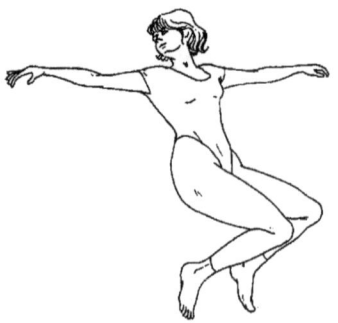

5. Bewegen Sie jetzt Ihre Knie abwechselnd von einer Seite auf die andere, wobei das eine Knie sich aktiv bewegt, bis das andere Knie folgen muß. Lassen

Bequemes Drehen der Wirbelsäule

Sie Ihre Füße schwer auf dem Boden ruhen, und achten Sie darauf, wie Ihr Becken mitrollt, wenn Ihre Knie sich von einer Seite zur anderen bewegen und mal nach rechts und dann nach links zeigen.

Lassen Sie, während Ihre Knie diese Bewegung ausführen, Ihren Kopf in die entgegengesetzte Richtung rollen. Sie werden eine wohltuende Drehung in der Wirbelsäule spüren.

6. Versuchen Sie, auf die linke Hand zu schauen, wenn beide Knie nach rechts zeigen – vielleicht müssen Sie einen Finger heben, damit das gelingt. Wenn beide Knie in die andere Richtung zeigen, rollt Ihr Kopf herum, um auf die andere Hand zu schauen. Die Beine sollten eng zusammen sein, wenn Sie auf den Seiten liegen, und weit auseinander, wenn sie zur Decke zeigen. Genießen Sie die Bewegung. Ein Knie zieht aktiv, Ihr gesamter Körper öffnet sich zur Decke hin, das Becken ist offen, das Gesicht ist nach oben gerichtet.

Drehen Sie sich weiter, und bringen Sie dann an den Seiten die Knie zusammen; Ihr Gesicht schaut in die andere Richtung. Öffnen Sie sich wieder zur Decke hin, und bringen Sie die Knie an der Seite wieder zusammen. Je weiter Sie den Körper zur Seite drehen, um so stärker werden Sie spüren, wie die Rippen sich an dieser angenehmen Dehnung beteiligen.

Hören Sie nun mit der Bewegung auf. Legen Sie Ihre Beine und Arme auf den Boden, und ruhen Sie sich aus. Nehmen Sie sich etwas Zeit, um das Gefühl Ihres Körpers auf dem Boden zu genießen.

Stehen Sie auf, gehen Sie etwas umher, und nehmen Sie die Veränderungen wahr.

5 Nach hinten beugen – leicht gemacht

Viele Menschen haben Schwierigkeiten damit, sich nach hinten zu beugen, weil sie glauben, daß ihnen dafür sowohl Gelenkigkeit wie Kraft fehlen. Diese Lektion wird Ihnen zeigen, wie Sie beides erreichen können, und Ihnen darüber hinaus bewußtmachen, wie Ihr Kreuz und Ihre Hüften zusammenwirken können, um Ihnen diese Bewegung zu erleichtern.

1. Legen Sie sich auf Ihren Rücken, und strecken Sie Arme und Beine aus. Spüren Sie den Kontakt mit dem Boden, und fühlen Sie, welcher Teil Ihrer Wirbelsäule sich so anfühlt, als könnte er sich am leichtesten nach hinten biegen. Versuchen Sie, es sich vorzustellen.

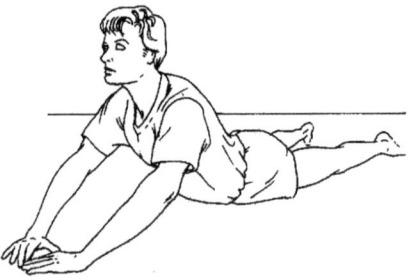

Rollen Sie jetzt auf Ihren Bauch, und legen Sie Ihre Beine so weit auseinander, wie es für Sie angenehm ist. Stützen Sie beide Hände neben Ihrem Kopf auf dem Boden auf, Ihre Ellbogen weit auseinander und Ihre Fingerspitzen nahe zusammen. Legen Sie Ihr Kinn oder Ihre Stirn auf den Boden, stellen Sie sich vor, daß Sie knapp oberhalb Ihrer Hände eine Ameise sehen können. Heben Sie Ihren Kopf etwas an, damit Sie die Ameise sehen können. Beobachten Sie, wie sie jetzt von Ihnen fortläuft und die Wand vor Ihnen hinaufkrabbelt. Beobachten Sie, wie sie jetzt auf der Decke entlangläuft, und verfolgen Sie sie mit Ihren Augen, so weit Sie können.

Nach hinten beugen – leicht gemacht

Lassen Sie Ihre Brust vom Boden hochkommen, und drücken Sie sich dann mit den Armen etwas ab, um die Ameise noch weiter verfolgen zu können. Bewegen Sie Ihre Hände dabei nicht. Probieren Sie das zwei- oder dreimal.

> Während Sie diese imaginäre Ameise beobachten, werden Sie wahrnehmen, wie sich Ihr Hinterkopf nach hinten auf Ihr Becken zubewegt. Achten Sie darauf, wie sich die Vorderseite Ihres Körpers vom Boden ablöst, die Brust, die unteren Rippen und schließlich der Bauch. Sie können diese Bewegung unterstützen, indem Sie sich mit den Armen ein wenig vom Boden abdrücken, aber achten Sie darauf, daß die Bewegung vor allem von Ihrem Rücken ausgeht. Beugen Sie sich einige Male, so weit Sie es ohne Anstrengung können, nach hinten, und kommen Sie wieder auf den Boden zurück. Wenn Sie diese imaginierte Ameise beobachten, werden Sie bemerken, daß Ihr Kopf die Bewegung beginnt und sich dann die Brust vom Boden hebt, bevor Sie anfangen, Ihre Arme einzusetzen. Der Rücken wird bei der Bewegung zuerst gebraucht.

2. Legen Sie Ihre Hände so hin, als wollten Sie Liegestütze machen, d. h. so daß sie weit von den Schultern entfernt liegen und die Ellbogen zur Decke zeigen. Beobachten Sie wieder die vorgestellte Ameise. Achten Sie darauf, daß sich dieses Mal der Kopf zuerst hebt. Drücken Sie sich nicht nur mit den Armen vom Boden ab. Die Arme unterstützen nur die Wirbelsäule, aber der Rücken beginnt die Bewegung und leistet die meiste Arbeit. Drücken Sie die Arme durch, wenn Sie können, aber vergessen Sie nicht, daß es vor allem darum geht, die Vorderseite Ihres Körpers allmählich vom Boden abzulösen, während Sie immer weiter nach oben schauen. Schauen Sie auf, und kommen Sie wieder nach unten, lösen Sie sich langsam vom Boden ab, und legen Sie sich wieder hin.
Ruhen Sie sich aus.

3. Wiederholen Sie die letzte Bewegung, aber lassen Sie dieses Mal Ihren Kopf vollkommen nach unten hängen. Prüfen Sie, ob Sie Ihren Körper heben und dabei den Kopf nach unten hängen lassen kön-

nen. Stellen Sie sich vor, daß Sie Ihren Oberkörper vom Boden heben und auf Ihre Brust und Ihren Bauch schauen. Wenn Sie das ein paarmal gemacht haben, lassen Sie den Kopf wieder wie vorher an der Bewegung teilnehmen.
Ruhen Sie sich jetzt auf Ihrem Bauch liegend aus. Wenn Sie Anspannung in Ihrem Rücken wahrnehmen, können Sie Ihr Becken mehrmals von einer Seite auf die andere rollen und Ihre Fersen dabei hin und her kippen lassen.

4. Drehen Sie jetzt Ihr Gesicht nach rechts. Heben Sie Ihr rechtes Bein mit gestreckten Knien fünf Zentimeter vom Boden ab, und legen Sie es dann langsam wieder auf den Boden. Heben Sie Ihren Oberschenkel und Ihr Knie circa fünf Zentimeter. Können Sie spüren, was in den Schultern passiert, wenn Sie Ihr Bein auf- und abbewegen? Können Sie spüren, was in Ihrer Brust passiert, wenn Sie Ihr Bein bewegen? Achten Sie darauf, die Bewegung langsam und leicht auszuführen, damit Sie spüren, wie Ihr Bein Ihren Rücken beeinflußt.
Ruhen Sie sich aus.

5. Drehen Sie Ihren Kopf nach links. Stellen Sie sich jetzt nur vor, daß sich Ihr linkes Bein fünf Zentimeter vom Boden hebt, ohne es tatsächlich zu bewegen. Können Sie sich vorstellen, was Sie in Ihrem oberen Rücken und in Ihren Schultern fühlen würden?
Heben Sie jetzt tatsächlich Ihren Oberschenkel fünf Zentimeter an. Vergessen Sie nicht, daß das nur eine sehr kurze Strecke ist. Fällt es Ihnen leichter, dieses Bein zu heben?
Ruhen Sie sich aus.

6. Heben Sie wieder das rechte Bein ein wenig an, und versuchen Sie, eine vorgestellte Leinwand zu berühren, die hinter Ihren Füßen liegt. Malen Sie mit Ihren Zehen kleine Kreise in der Luft – die Bewegung geht nicht von Ihren Knöcheln, sondern von Ihrer Hüfte

aus. Stellen Sie sich vor, das Bein sei der Stiel und die Zehen seien die Borsten des Pinsels. Beobachten Sie, wie rund Sie Ihren Kreis machen können.
Ruhen Sie sich aus.

7. Drehen Sie Ihren Kopf zur anderen Seite. Stellen Sie sich vor, die gleiche Bewegung mit dem linken Bein auszuführen.
Heben Sie das Bein jetzt tatsächlich fünf Zentimeter vom Boden ab, strecken Sie Ihre Zehen und Ihren Fuß nach der imaginären Leinwand, und malen Sie kleine Kreise. Sie werden spüren, daß Ihre Gesäßmuskeln dabei viel Arbeit verrichten. Denken Sie daran, Ihr Knie gestreckt zu lassen.
Ruhen Sie sich aus, wann immer Sie möchten, und malen Sie dann den Kreis in der anderen Richtung. Es kann sein, daß Ihnen eine Richtung schwerer fällt als die andere. Probieren Sie das auch mit dem anderen Bein.
Beenden Sie die Bewegung, und ruhen Sie sich aus.

> Je runder der Kreis, um so stärker werden alle Muskelfasern im Bereich des Gesäßmuskels aktiviert.

8. Legen Sie Ihre Hände unter Ihren Kopf, so daß Sie Ihr Kinn auf einen Handrücken aufstützen können und die Handflächen auf dem Boden liegen. Legen Sie Ihr Kinn, oder wenn Sie möchten auch Ihren Mund, so auf den Handrücken, wie es für Sie ange- 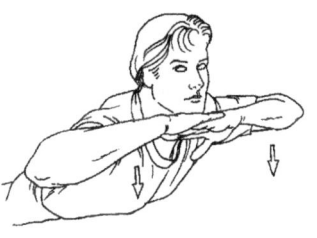 angenehm ist. Überlegen Sie jetzt sehr sorgfältig, bevor Sie sich bewegen. Heben Sie Ihren Kopf und beide Arme zusammen vom Boden hoch, also Ellbogen, Hände und Kopf bewegen sich gleichzeitig vom Boden hoch. Arme und Kopf sind wie miteinander verwachsen. Bewegen Sie sich langsam. Spüren Sie, was in Ihrem Rücken passiert. Sie sollten auch hier wieder spüren, wie sich Ihre Brust vom Boden ablöst. Da Ihre Hände zusammen sind, werden Sie spüren, wie Ihre Ellbogen beginnen, nach hinten zu gehen, der Decke entge-

gen, und Ihnen dabei helfen, höher zu kommen. Fällt es Ihnen leichter, wenn Sie Ihre Beine dabei ein wenig vom Boden hochkommen lassen?
Ruhen Sie sich aus.

9. Heben Sie wieder Ihre Arme und Ihren Kopf zusammen an, und bleiben Sie in dieser Position. Können Sie Ihren Kopf in der Luft lassen und Ihre Arme auf den Boden legen und wieder an Ihr Kinn heben? Heben und senken Sie Ihre Arme einige Male auf diese Weise. Können Sie spüren, was dabei in Ihren Beinen passiert?
Ruhen Sie sich aus, und rollen Sie Ihr Becken von einer Seite auf die andere, um mögliche Anspannungen aufzulösen.

10. Schauen Sie wieder zur Decke, und beobachten Sie noch einmal die imaginäre Ameise wie zu Beginn dieser Lektion. Fällt es Ihnen jetzt leichter?
Beenden Sie die Bewegung, rollen Sie auf Ihren Rücken, und ruhen Sie sich aus. Vielleicht bemerken Sie, während Sie auf dem Rücken liegen, daß Ihre Wirbelsäule jetzt stärker gewölbt ist als vor der Lektion. Nehmen Sie einfach die Form Ihrer Wirbelsäule wahr; im Moment ist es nicht so wichtig, ob sie stark gebogen ist oder nicht.

6 Beweglichkeit des Halses, Teil I

1. Legen Sie Ihre rechte Handfläche auf Ihre Stirn, so daß Ihr Ellbogen nach rechts zeigt. Stellen Sie sich vor, daß Ihr Unterarm von den Fingerspitzen bis zum Ellbogen aus einem Brett besteht und Ihr Kopf ein Zylinder oder eine Kugel sei. Rollen Sie jetzt Ihren Kopf, indem Sie Arm und Hand hin- und herbewegen. Ihr Kopf rollt nach links, wenn Sie in Richtung Ihrer Fingerspitzen drücken, und nach rechts, wenn Sie in Richtung Ellbogen ziehen.

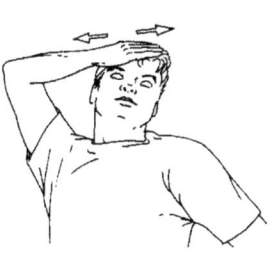

Achten Sie darauf, daß der Kopf vollkommen passiv bleibt, daß der Hals keine Arbeit leistet und daß die Bewegung allein vom Arm ausgeht. Sie sollten spüren, wie die Haut Ihrer Stirn über den Schädel rutscht, bevor eine Bewegung des Kopfes erfolgt. Wenn Sie spüren, daß die Haut auf dem Schädel bis zur Grenze gedehnt wird, bevor der Kopf sich zu bewegen beginnt, dann wissen Sie, daß der Arm die Arbeit leistet. Entspannen Sie Ihren Kiefer, und bewahren Sie einen »weichen« Blick.

2. Legen Sie jetzt Ihre linke Hand auf die Stirn. Bewegen Sie Ihren Kopf mit der linken Hand auf die gleiche Weise, wie Sie es eben mit der rechten gemacht haben. Achten Sie darauf, daß der linke Ellbogen nach links zeigt und Sie keine Arbeit mit dem Hals leisten.
Ruhen Sie sich aus. Lassen Sie Ihren Arm an der Seite ruhen. Spüren Sie, ob sich das Gefühl in Ihrem Hals verändert hat.

Im Idealfall soll überhaupt keine Arbeit im Hals erfolgen. Kopf und Hals bleiben passiv, als ob die Hand und der Arm einer anderen Person die Arbeit leisteten. Diese Lektion ist hervorragend geeignet, wenn Ihr Hals so verspannt ist, daß Sie ihn kaum bewegen können. Wenn Sie lernen, die Gelenke nicht zusammenzupressen, indem Sie die Muskeln zusammenziehen, können Sie damit Ihre volle Beweglichkeit wiedergewinnen.

3. Drehen Sie sich jetzt auf Ihren Bauch, und legen Sie Ihre Stirn auf den Boden. Ihre Hände sind in der Liegestütz-Position, also etwas neben Ihren Schultern, und die Ellbogen zeigen nach außen und zur Decke, so als wollten Sie sich aufstützen. Achten Sie darauf, daß Ihre Füße auseinanderstehen.

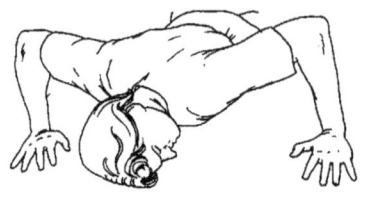

4. Finden Sie einen Weg, um über die Stirn abzurollen, um auf der linken Wange zu liegen zu kommen, indem Sie mit Ihrem rechten Arm drücken. Rollen Sie dann wieder über die Stirn auf die rechte Wange, indem Sie sich mit der linken Hand abdrücken. Lassen Sie sich Zeit dabei, und finden Sie einen Weg, sanft und langsam über Ihre Stirn von Wange zu Wange zu rollen, so daß Sie zur Seite schauen können.
Beenden Sie die Bewegung, und finden Sie eine bequeme Stellung für Kopf und Arme. Bleiben Sie weiter auf Ihrem Bauch liegen.

Spüren Sie, wenn Sie diese Bewegung ausführen, wie die Arme Ihren Hals unterstützen. Stellen Sie sich vor, Ihr Kopf wäre ein Ball, der am Ende Ihrer Wirbelsäule befestigt ist und von Seite zu Seite rollt. Wenn Sie Ihren Brustkorb und Ihre Wirbelsäule mit Ihren Armen von Seite zu Seite bewegen, wird Ihr Kopf ganz selbstverständlich folgen müssen. Achten Sie darauf, daß Ihr Becken flach auf dem Boden liegen bleibt. Nur die Wirbelsäule und Ihr Oberkörper bewegen sich von einer Seite auf die andere. Wenn Sie vermeiden wollen, über Ihre Nase zu rollen, brauchen Sie nur Ihren Nacken etwas länger zu machen. Je länger Sie Ihren

Beweglichkeit des Halses, Teil I

Nacken machen, um so weniger Druck wird auf die Nase ausgeübt und um so leichter können Sie über Ihre Stirn rollen.

5. Bringen Sie Ihre Arme wieder in die Liegestütz-Position. Ihre Hände sind weit auseinander, Ihre Ellbogen zeigen nach außen. Legen Sie dieses Mal Ihr Kinn auf den Boden.

6. Legen Sie jetzt wieder Ihre Stirn auf den Boden, aber versuchen Sie, eine etwas höhere Stelle Ihrer Stirn aufzulegen, mehr in Nähe des Haaransatzes. Achten Sie darauf, was in Ihrer Brust passiert.

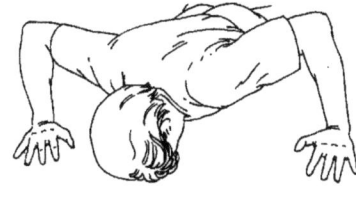

Legen Sie dann Ihr Kinn auf den Boden, etwas weiter vorn als vorhin. Wechseln Sie sehr langsam zwischen Stirn und Kinn ab. Achten Sie dabei darauf, mit jedem Mal eine etwas höher gelegene Stelle Ihrer Stirn aufzulegen als das Mal davor. Stellen Sie sich vor, Sie wollten unter sich schauen. Wenn Sie Ihr Kinn auf den Boden setzen, versuchen Sie es etwas weiter vorn aufzusetzen als das Mal davor, so daß Sie jedesmal etwas weiter schauen können.

Beenden Sie jetzt die Bewegung, und ruhen Sie sich in einer bequemen Stellung auf dem Bauch aus. Wenn es Ihnen lieber ist, können Sie sich auch in Seitenlage oder auf dem Rücken ausruhen.

Achten Sie auf die Bewegung in Ihrer Brust und in Ihrem Kreuz. Wenn Sie mit Ihrem Kinn weit nach vorn kommen, werden Sie ein leichtes Ziehen spüren, das bis zu Ihrem Becken reicht. Beobachten Sie, wie die Beine an dieser Bewegung beteiligt sind. Diese Bewegung ist sehr nützlich, wenn Sie Schwierigkeiten haben, Ihren Kopf nach vorn zu beugen. Auch wenn Sie Ihren Hals sonst nicht ohne Schmerzen vor- oder zurückneigen können, wird es Ihnen in der beschriebenen Stellung leichtfallen. Wenn Sie auf dem Bauch liegen, nimmt die Schwerkraft dem Nacken etwas Arbeit ab, und Sie können sich leichter bewegen.

7 Beweglichkeit des Halses, Teil II

Üben Sie zunächst Lektion 6, bevor Sie mit dieser Lektion beginnen. Man kann diese Lektion auch als Möglichkeit zur Haltungsverbesserung auffassen, weil sie der Neigung entgegenwirkt, den Rücken rund zu machen und den Kopf hängen zu lassen. Sie verdeutlicht Ihnen die Beziehung zwischen Schulterblättern, Rippen und Kopf.

1. Legen Sie sich auf den Bauch, verschränken Sie Ihre Finger, und legen Sie Ihre Stirn auf den Boden. Legen Sie dann Ihre verschränkten Hände auf Ihren Hinterkopf, so daß Sie das Gewicht Ihrer Hände spüren können und Ihre Nase auf dem Boden liegt. Es sollte kein Druck auf Ihrer Nase sein; Sie brauchen nur den Nacken lang zu machen, wenn Sie den Druck verringern wollen. Probieren Sie es selbst aus: Verkürzen Sie Ihren Nacken, und der Druck auf Ihre Nase nimmt zu, machen Sie Ihren Nacken lang, und der Druck wird abnehmen.

2. Lassen Sie Ihre Hände auf Ihrem Hinterkopf, heben Sie Ihre Ellbogen und setzen Sie sie wieder ab. Machen Sie die Bewegung einige Male, und achten Sie darauf, welche Muskeln Sie dabei einsetzen. Sie werden bemerken, daß Sie die Rückseite Ihrer Schultern und die Muskeln zwischen Ihren Schulterblättern benutzen. Das ist ein Bereich, der bei den meisten nicht stark ausgebildet ist. Diese Schwäche kann dazu führen, daß die Schultern nach vorn fallen und der Oberkörper etwas einsackt; vielleicht haben Sie das schon mal erlebt, wenn Sie sehr müde waren. Diese Lektion wird den Bereich kräftigen.

3. Heben Sie wieder Ihre Ellbogen, und wenn Sie das Gefühl haben, daß sie waagerecht sind, lassen Sie sie in dieser Stellung. Stellen Sie sich vor, daß Ihre Unterarme von Ellbogen zu Ellbogen aus einem Brett bestehen, das auf Ihrem Hinterkopf aufliegt. Drücken Sie nun Ihre rechte Hand nach links, während Sie gleichzeitig die linke

Hand in die gleiche Richtung ziehen, so daß Ihr Kopf auf die linke Wange rollt. Drücken Sie dann mit der anderen Hand, und rollen Sie so den Kopf auf die andere Seite.

4. Rollen Sie auf diese Weise auf Ihrer Stirn von Wange zu Wange. Lassen Sie dabei Ihre Ellbogen so waagerecht wie möglich über dem Boden. Wie können Sie die Ellbogen am einfachsten über dem Boden halten? 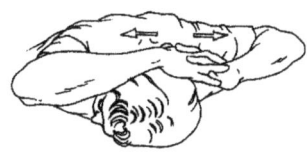 Rollen Sie auf Ihrer Stirn von Wange zu Wange, und spüren Sie, wie Ihre Arme sich dabei von einer Seite zur anderen bewegen, während Ihr Kopf sich ganz passiv verhält.

Drehen Sie sich auf Ihren Rücken, und machen Sie eine Pause. Überlassen Sie Ihr ganzes Gewicht dem Fußboden. Nehmen Sie die Beziehung von Kopf und Hals mit dem Boden auf. Spüren Sie, ob sich Ihr Hals und Ihre Schultern anders anfühlen.

Rollen Sie Ihren Kopf langsam und behutsam von einer Seite zur anderen, und fühlen Sie, wie er sich jetzt bewegen läßt.

Verringern Sie immer mehr die Anspannung und Arbeit in Ihrem Nacken. Sie sollten das Gefühl haben, daß sich Ihre Schultern und Arme zur Seite bewegen, während Sie auf der Stirn von einer Wange zur anderen rollen. Der Brustkorb weitet und öffnet sich auf einer Seite und schließt sich auf der anderen. Je mehr Aufmerksamkeit Sie auf die Arbeit in oberem Rücken, Rippen, Schultern und Armen richten, um so weniger Arbeit sollten Sie in Ihrem Nacken spüren.

Versuchen Sie, ob Sie unter einem Arm hindurch zur Seite schauen können. Machen Sie auf diese Weise weiter, und versuchen Sie, jedesmal unter einem Ellbogen hindurchzusehen. Sie werden bemerken, daß die Muskeln in Ihrem Kreuz viel Arbeit leisten und Ihr Becken die Bewegungen des Oberkörpers stabilisiert und ausgleicht. Unterbrechen Sie die Bewegung, und machen Sie eine Pause, wann immer Sie möchten.

8 Beweglichkeit von Rücken und Hüften

Die Bewegungen in dieser Lektion ähneln denen, die ein Baby macht, wenn es lernt, Hüfte und Beine mit dem Rücken zu koordinieren. Die Lektion wird zu einer spürbaren Verringerung der Spannung von Hüften, Bauch und Rücken beitragen.

1. Drehen Sie sich auf den Bauch. Legen Sie Ihre Handflächen auf den Boden, etwas oberhalb Ihres Kopfes und nah zusammen, so daß die Arme ein Dreieck bilden. Drehen Sie Ihren Kopf nach links, so daß Sie auf der rechten Wange liegen. Wiegen Sie dann Ihr Becken von einer Seite zur anderen. Spüren Sie, wie Ihr Becken rollt. Lassen Sie dabei auch Ihre Fersen von Seite zu Seite kippen. Sie sollten spüren, wie die Fersen wie von allein von rechts nach links fallen, um Sie bei der Bewegung zu unterstützen.
   Ruhen Sie sich aus.

2. Heben Sie jetzt die linke Seite Ihres Beckens sehr langsam an, rollen Sie leicht auf Ihre rechte Hüfte, und bringen Sie Ihr Becken wieder zurück auf den Boden. Wiederholen Sie das mehrere Male, und achten Sie dabei darauf, daß Sie Ihren Rücken gebrauchen, um diese Seite Ihres Beckens zu heben. Drücken Sie sich nicht mit Fuß oder Knie ab. Wenn Sie nun Ihren Rücken gebrauchen, werden Sie eine Zeitlang gar nicht genau wissen, was Sie eigentlich in dieser Bewegung tun.

3. Sie sollten spüren, wie das linke Bein weicher wird. Je höher Sie das Becken heben, um so mehr wird das linke Knie dazu neigen, sich zu beugen. Lassen Sie das geschehen. Sie werden auch bemerken, daß Ihr Knie sich etwas nach innen dreht, wenn Sie die linke Seite Ihres Beckens heben und Ihr Gewicht ein wenig auf die rechte Seite verlegen. Lassen Sie auch das geschehen. Je höher das Becken geht, um so mehr beugt sich das Knie und um so mehr wird es nach innen rollen. Wiederholen Sie diese Bewegung mehrere Male.
   Machen Sie eine Pause, und ruhen Sie sich aus.

Beweglichkeit von Rücken und Hüften — 107

4. Wenn Sie das nächste Mal diese Bewegung ausführen, machen Sie sich den Umstand zunutze, daß sich das linke Knie von allein beugt, wenn Sie das Becken heben, indem Sie das Knie an sich heranziehen. Heben Sie Ihre linke Hüfte, und ziehen Sie die Innenseite Ihres

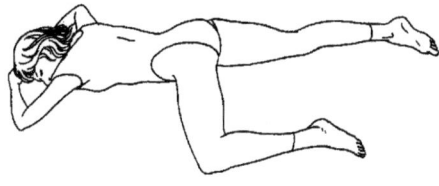

linken Knies auf dem Boden nach oben zu sich heran, so daß das Knie gebeugt ist. Das ist eine Stellung, die viele zum Schlafen sehr angenehm finden. Strecken Sie jetzt das Knie wieder, indem Sie den Fuß auf dem gleichen Weg nach unten schieben, wenn Sie die Hüfte senken. Ruhen Sie sich aus.

5. Bringen Sie Ihre linke Hand in die Liegestütz-Position, also neben Ihre Schulter, so daß Sie sich damit aufstützen könnten, wenn Sie wollten. Heben Sie wieder die linke Seite Ihrer Hüfte, und ziehen Sie die Innenseite Ihres linken Knies auf dem Boden nach oben zu sich

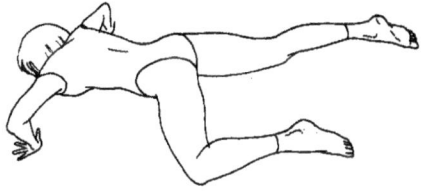

heran. Lassen Sie den Fuß dabei auf dem Boden, und schieben Sie ihn auf dem gleichen Weg wieder nach unten, wenn Sie Ihre Hüfte senken. Wiederholen Sie diese Bewegung mehrere Male.

Wenn Sie Ihren Rücken und Ihr Becken weiter rollen und die Rückenmuskeln dabei mithelfen lassen, das Becken zu heben, wird es leichter, das Knie anzuziehen. Versuchen Sie verschiedene Wege, um die Reibung zu verringern und die Belastung des Beines zu reduzieren, damit Sie nicht so viel Druck auf dem Knie spüren.

6. Drehen Sie sich auf Ihren Rücken, und ruhen Sie sich aus. Spüren Sie den Unterschied zwischen den beiden Seiten Ihres Körpers. Bemerken Sie den Unterschied zwischen den Beinen und den beiden Seiten Ihres Beckens. Fühlt sich ein Bein länger, größer und entspannter an als das andere?
Überprüfen Sie, ob das auch auf das Becken zutrifft: Fühlt sich eine Seite offener und weiter an als die andere? Eine gute Rückenübung sollte Ihrem ganzen Körper guttun. Sie sollte Ihren Körper öffnen und weiter machen und alle verschiedenen Teile des Körpers entspannen und integrieren, nicht nur einen bestimmten Teil der Wirbelsäule.

7. Drehen Sie sich wieder auf Ihren Bauch, und legen Sie Ihre Beine weit genug auseinander. Legen Sie Ihre Hände auf den Boden neben Ihrem Kopf, und drehen Sie Ihren Kopf nach rechts.
Heben Sie dieses Mal die rechte Seite Ihres Beckens vom Boden hoch, so daß sich Ihr Gewicht nach links verlagert. Ziehen Sie das Knie noch nicht an; lernen Sie einfach nur, wie Sie die rechte Seite Ihres Beckens anheben und wieder auf den Boden bringen können. Entdecken Sie, wie Ihr Rücken die Bewegung des Beines unterstützt.
Machen Sie eine Pause.

8. Bleiben Sie weiter auf dem Bauch liegen, und bringen Sie Ihre rechte Hand in die Liegestütz-Position. Wenn Ihnen diese Bewegung auf der anderen Seite sehr leichtgefallen ist, können Sie die Hand auch über Ihrem Kopf auf dem Boden lassen. Sie können die Hand also entweder in Liegestütz-Position lassen und sich darauf aufstützen, oder sie oberhalb des Kopfes auf dem Boden liegen lassen. Heben Sie in beiden Fällen die rechte Seite Ihres Beckens, und ziehen Sie Ihr rechtes Knie an sich heran. Schieben Sie es dann auf dem gleichen Weg wieder zurück. Wiederholen Sie diese Bewegung mehrere

Beweglichkeit von Rücken und Hüften

Male, heben Sie die rechte Seite Ihres Beckens, ziehen Sie das rechte Knie an sich heran, bringen Sie den rechten Fuß in einer geraden Linie nach oben, und senken Sie dann das Becken. Schieben Sie das Knie und den Fuß wieder auf dem gleichen Weg nach unten. Versuchen Sie, die Bewegung mit jedem Mal leichter zu machen.

Hören Sie mit der Bewegung auf, drehen Sie sich auf den Rücken, und ruhen Sie sich aus. Genießen Sie das Gefühl in Hüften, Beinen und Bauch.

> Wie können Sie die Bewegung leichter machen? Wie können Sie Rücken, die Beugemuskeln der Hüfte und die Muskeln tief in Ihrem Bauch so koordinieren, daß sie alle zusammenarbeiten, um eine einfache und leichte Bewegung zu erreichen? Achten Sie darauf, daß Sie Ihren Nacken nicht versteifen und Ihren Atem nicht anhalten. Entspannen Sie Ihren Unterkiefer.

9 Beweglichkeit der Wirbelsäule

In dieser Lektion werden Sie lernen, Ihre Wirbelsäule beweglicher zu machen. Viele Menschen können Brustkorb und Becken nicht unabhängig voneinander bewegen, vor allem wenn sie in diesem Bereich Schmerzen haben oder nur Übungen ausführen, die bestimmte Muskelgruppen kräftigen, ohne zu lernen, die unabhängige Bewegung ihrer Wirbel zu entwickeln. Sie werden in dieser Lektion u. a. lernen, Ihre Taille genauer wahrzunehmen und die obere und untere Hälfte Ihres Körpers besser zu integrieren.
Wenn Sie ein künstliches Hüftgelenk haben, sollten Sie die Beine in der Übung nicht überkreuzen. Führen Sie nur die ersten fünf Schritte in dieser Lektion aus.

1. Legen Sie sich auf den Rücken, strecken Sie Ihre Beine aus, und legen Sie Ihre Arme an Ihre Seite. Spüren Sie Ihren Kontakt mit dem Boden. Schätzen Sie, wieviel Prozent der Rückseite Ihres Körpers, also vom Scheitel bis zur Sohle, den Boden berühren.
   Stellen Sie sich vor, daß Sie mit Ihrer Wirbelsäule auf einem Balken liegen, der Ihren Körper in zwei Teile teilt. Wenn Sie von dem Balken rutschen würden, was glauben Sie, in welche Richtung Sie rutschen würden? Vielleicht würde Ihr Becken in eine Richtung rutschen und Kopf und Brust in die andere. Wenn Sie ganz schnell zur Seite rollen müßten, was glauben Sie, zu welcher Seite Sie automatisch rollen würden?

2. Beugen Sie Ihr rechtes Knie, so daß der rechte Fuß fest auf dem Boden aufliegen kann. Finden Sie den Punkt, wo es am wenigsten Anstrengung kostet, das

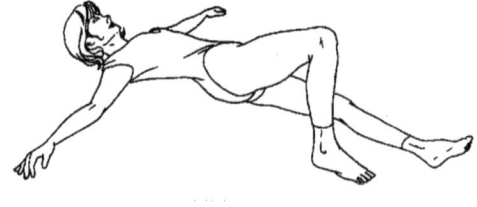

Beweglichkeit der Wirbelsäule

Bein in dieser Stellung zu halten. Drücken Sie nun durch den Fuß hindurch, so daß sich die rechte Hüfte ein bißchen vom Boden abhebt und Sie etwas nach links rollen. Machen Sie eine sehr kleine Bewegung, und achten Sie darauf, daß das linke Bein dabei entspannt bleibt. Das rechte Knie sollte während der Bewegung der Hüfte direkt über dem rechten Fuß bleiben. Experimentieren Sie mit der Stellung des rechten Fußes, um die beste Position für diese Bewegung zu finden. Achten Sie darauf, was der Kopf macht, wenn Sie durch den rechten Fuß drücken.

3. Wiederholen Sie diese Bewegung. Dieses Mal mit dem linken Fuß. Sie heben dabei die linke Hüfte. Achten Sie darauf, daß das rechte Bein dabei entspannt bleibt. Probieren Sie so lange mit Ihrem linken Fuß, bis Sie die Position gefunden haben, die den effektivsten Druck ermöglicht.

4. Ziehen Sie beide Knie an, und stellen Sie beide Füße auf den Boden, so daß jedes Bein unabhängig vom anderen im Gleichgewicht ist. Legen Sie Ihre Arme etwas weiter vom Körper auf den Boden. Kippen Sie Ihre Knie langsam nach links. Beachten Sie die Druckveränderung an Ihren Sohlen, wenn die Beine kippen. Was passiert in Hals, Brustkorb und oberem Rücken?
Will sich Ihr Kopf nach links oder nach rechts drehen?
Von welchem Teil Ihres Körpers geht die Arbeit aus, die Ihre Knie kippt?
Beobachten Sie, was in Ihrem Mund und Ihrer Kehle passiert, wenn Sie die Knie kippen. Prüfen Sie, was passiert, wenn Sie die Bewegung übertreiben. Kippen Sie die Knie jedesmal etwas weiter, und spüren Sie, was dabei mit Ihren Schultern passiert.
Strecken Sie Arme und Beine aus, und machen Sie eine Pause.

5. Kippen Sie wieder Ihre Beine, dieses Mal zur anderen Seite, und rollen Sie dabei auch Ihr Becken und Ihre Fußsohlen.
Ruhen Sie sich aus.

Überkreuzen Sie Ihre Beine im weiteren Verlauf der Lektion nicht, falls Sie ein künstliches Hüftgelenk haben.

6. Ziehen Sie beide Knie an, und stellen Sie Ihre Füße flach auf den Boden. Legen Sie das linke Bein in Höhe des Knies über das rechte. Balancieren Sie auf dem rechten Fuß, und bleiben Sie in dieser Stellung. Strecken Sie Ihre Arme zur Seite, vom Körper fort. Kippen Sie jetzt langsam und sachte Ihre Beine nach links, und bringen Sie sie dann wieder zur Mitte zu-

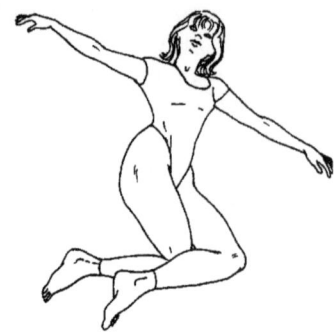

rück. Denken Sie daran, daß es hierbei nicht darum geht, etwas zu erreichen, sondern nur darum, zu spüren, was Sie tun. Welche Bewegung findet in der Wirbelsäule und im Rücken statt, wenn Sie Ihre Beine wieder zur Mitte zurückbringen?
Schließen Sie Ihre Augen, und entspannen Sie Ihren Kiefer, damit der Kopf sich frei bewegen kann.

> Achten Sie darauf, wenn Sie die Beine überkreuzen, daß das linke Bein vollkommen über dem rechten liegt, so als hätten Sie im Sitzen die Beine überkreuzt. Beginnen Sie mit ganz kleinen Bewegungen, damit Sie die Beine allmählich immer weiter kippen können.
> Wenn es Ihnen schwerfällt, die Beine übereinanderzuschlagen, versuchen Sie, den Knöchel eines Beines auf den Oberschenkel des anderen Beines zu legen. Wenn Ihnen diese Stellung angenehmer ist, können Sie die Lektion so fortsetzen. Wenn Sie diese abgewandelte Beinstellung wählen, sollten Sie die Beine nur sehr wenig kippen, damit Sie spüren können, was mit Ihrer Kehle und Ihrem Kopf geschieht. Wenn Sie keine Stellung finden können, in der es Ihnen angenehm ist, die Beine übereinanderzuschlagen, dann stellen Sie sich die weiteren Bewegungen einfach nur vor, und versuchen Sie, sie zu einem späteren Zeitpunkt einzuüben.

7. Legen Sie jetzt das rechte Bein über das linke, und wiederholen Sie die letzte Bewegung. Auf welcher Seite fällt Ihnen die Bewegung

leichter? Achten Sie darauf, daß die Bewegung, auch wenn sie nach und nach größer wird, immer angenehm bleibt und Sie nie daran hindert, genau wahrzunehmen, was passiert.

Wird die Kurve in Ihrem Kreuz größer, wenn Sie Ihre Beine nach unten kippen?

Was macht Ihr Rücken, um die Bewegung der Beine auszulösen?

Drehen Sie den Kopf absichtlich in die entgegengesetzte Richtung. Wie verändert das die Bewegung?

Je mehr wir ungewohnte Bewegungen ausführen und erforschen, um so stärker aktivieren wir Teile unseres Körpers, die wir jahrelang nicht mehr genutzt haben. Eines der Übungsziele ist es, so viele Körperteile wie möglich an einer Bewegung zu beteiligen.

8. Ziehen Sie wieder die Knie an, und stellen Sie Ihre Füße flach auf den Boden. Legen Sie Ihre rechte Hand auf die Brust und Ihre linke Hand auf den Bauch. Atmen Sie kurz ein, und halten Sie den Atem an. Drücken Sie die Luft in Ihren Bauch, so daß der Bauch sich hebt und Sie die Bewegung unter Ihrer linken Hand spüren. Bringen Sie dann die Luft in Ihre Brust, und spüren Sie mit Ihrer rechten Hand, wie Ihre Brust sich hebt. Bewegen Sie die Luft auf diese Weise einige Male hin und her. Drücken Sie die Luft nach unten in Richtung Becken und dann nach oben in Richtung Hals.

Ruhen Sie sich aus, und wechseln Sie dann die Handstellung, so daß jetzt die rechte Hand auf dem Bauch und die linke Hand auf der Brust liegt. Achten Sie darauf, ob sich das Becken dabei bewegt.

9. Legen Sie wieder Ihr rechtes Bein über Ihr linkes. Kippen Sie die Beine zur rechten Seite, und bleiben Sie in dieser Stellung. Beachten Sie, wie Ihr Atmen auf die Beine wirkt und ob es die Knie bewegt.

10. Legen Sie Ihr linkes Bein über Ihr rechtes Bein, und wiederholen Sie die Bewegung aus dem letzten Schritt. Kippen Sie Ihre Beine ganz nach links, und bringen Sie sie wieder zur Mitte zurück. Achten Sie darauf, wie weit Sie dieses Mal kommen.

Kippen Sie die Beine wieder nach links, und bleiben Sie in dieser

Stellung. Atmen Sie ein, und bewegen Sie die Luft zwischen Brustkorb und Bauch hin und her. Können Sie spüren, was mit den Knien passiert, wenn Sie die Luft zwischen Brust und Bauch hin und her bewegen?

Ruhen Sie sich aus, stehen Sie dann langsam auf, und nehmen Sie wahr, wie Ihre Füße auf dem Boden stehen. Wie ist Ihr Gleichgewicht? Gehen Sie etwas umher, und nehmen Sie wahr, wie es sich anfühlt, nach dieser Lektion zu gehen.

10 Integration der Wirbelsäule

In dieser Lektion werden Sie lernen, Ihre Rückenmuskeln zu kräftigen und gleichzeitig Ihre Beweglichkeit deutlich zu erhöhen. Sie werden Ihre Wirbelsäule bewußt so einsetzen können, daß sie alle Ihre Bewegungen unterstützt.

1. Legen Sie sich auf den Rücken, strecken Sie Ihre Beine aus, die Knie sind gerade, Ihre Arme liegen an Ihrer Seite. Schließen Sie Ihre Augen, und richten Sie Ihre Aufmerksamkeit nach innen. Wo liegen Sie am schwersten auf dem Boden auf?
   Wo auf Ihrem Rücken drückt der Boden am stärksten?
   Rollen Sie Ihren Kopf langsam von Seite zu Seite. Spüren Sie, wie sich der Druck auf Ihren Hinterkopf dabei verändert.

2. Drehen Sie sich auf den Bauch, und lassen Sie Ihre Beine ausgestreckt und leicht gespreizt. Legen Sie Ihre rechte Handfläche auf den Boden und Ihre linke Handfläche auf die rechte Hand. Legen Sie Ihre rechte Wange auf den linken Handrücken, so daß Sie den linken Ellbogen sehen können. Wenn Ihnen das unbequem ist, können Sie Ihre Wange direkt auf den Boden und Ihre Hände auf den Kopf legen.

3. Ziehen Sie Ihre Knie an, und kippen Sie Ihre Beine nach links, so daß Ihr rechter Fuß die Innenseite des linken Knöchels und der linken Wade massieren kann. Kippen Sie dann Ihre Beine in die andere Richtung, und massieren Sie das rechte Bein mit dem linken Fuß. Strecken Sie die Beine aus, und machen Sie eine Pause.

> Sie werden spüren, wie Ihr Becken sich zu drehen beginnt, wenn Sie Ihre Beine zur Seite kippen. Machen Sie eine leichte und spielerische Bewegung, um Ihre Füße bewußter wahrnehmen zu können.

4. Beugen Sie wieder Ihre Knie, schauen Sie nach links, und halten Sie Ihre Fußsohlen waagerecht, so als würden Sie auf der Decke stehen oder ein Buch auf den Sohlen balancieren. Heben Sie jetzt Ihren linken Oberschenkel vom Boden, und bewegen Sie Ihren Fuß zur Decke. 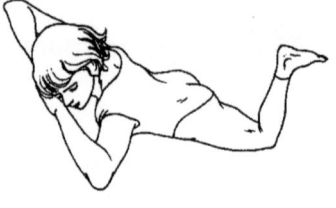 Machen Sie nur eine kleine Bewegung. Wiederholen Sie das einige Male, machen Sie die Bewegung so angenehm wie möglich. Legen Sie Ihre Beine auf den Boden, und ruhen Sie sich aus.

> Können Sie Ihren Atem und die Arbeit der Muskeln in Ihrem Rücken spüren, wenn Sie Ihren Oberschenkel heben? Achten Sie darauf, das Bein nicht zu hoch zu heben. Eine kleine Bewegung reicht schon.

5. Beugen Sie wieder Ihre Knie, und stellen Sie sich vor, daß Sie ein Buch auf Ihren Fußsohlen balancieren. Drehen Sie Ihren Kopf nach rechts, und legen Sie Ihre rechte Hand auf Ihren linken Handrücken. Ihre linke Wange liegt auf dem rechten Handrücken. Heben Sie jetzt Ihr rechtes Bein vom Boden, so als wollten Sie das Buch zur Decke heben.
Wiederholen Sie das mehrere Male, und ruhen Sie sich dann mit ausgestreckten Beinen aus.

6. Beugen Sie wieder die Knie, so daß Knie und Fußknöchel rechte Winkel bilden. Halten Sie rechtes und linkes Bein eng zusammen. Stellen Sie sich vor, daß sie mit einer Schnur zusammengebunden wären.
Kippen Sie jetzt beide Beine wie eine Einheit etwas nach links, und bringen Sie sie dann zur Mitte zurück. Machen Sie die Bewegung allmählich etwas größer, und achten Sie dabei weiter darauf, daß Ihre Knöchel und Knie die ganze Zeit eng zusammenbleiben. Wiederholen Sie die Bewegung einige Male.
Drehen Sie sich auf den Rücken, und spüren Sie, wie Ihr Rücken auf dem Boden liegt.

Integration der Wirbelsäule — 117

Nur wenn Ihre Beine in dieser Bewegung zusammenbleiben, können Sie die volle Beweglichkeit Ihrer Wirbelsäule mobilisieren. Es kann anfangs etwas schwierig sein, beide Beine wie eine Einheit zu bewegen, weil wir nicht wissen, wie wir unsere Rückenmuskeln richtig gebrauchen. Durch die Einschränkung der Bewegung Ihrer Beine schaffen Sie neue Bewegungsfreiheit in Ihrer Wirbelsäule.
Wenn Sie Ihre Beine nach links kippen, rollen Sie ein wenig auf den linken Oberschenkel. Ihr Becken wird bei dieser Bewegung ein wenig nach links rollen.

7. Drehen Sie sich wieder auf Ihren Bauch. Legen Sie Ihre linke Hand auf Ihre rechte Hand, Ihre rechte Wange auf den linken Handrücken, so daß Sie nach links schauen können. Beugen Sie wieder Ihre Knie, so daß Knie und Knöchel rechte Winkel bilden. Stellen Sie sich wieder vor, daß beide Beine zusammengebunden wären. Kippen Sie Ihre 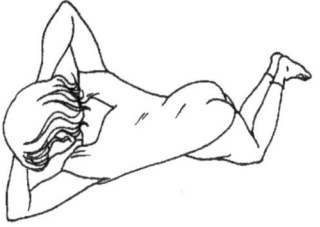 Beine langsam nach rechts, und bringen Sie sie wieder zur Mitte zurück. Nehmen Sie wahr, wie Ihr Becken und Ihr Rücken Sie unterstützen, wenn Sie auf den rechten Oberschenkel rollen. Achten Sie darauf, die Beine nicht auseinanderzubringen.
Wiederholen Sie diese Bewegung einige Male, drehen Sie sich wieder auf den Rücken, strecken Sie Ihre Beine aus, und machen Sie eine Pause.

Können Sie spüren, wie die Bewegung einen leichten Zug auf Ihre linke Schulter und Ihren linken Ellbogen bewirkt? Falls Ihre rechte Schulter schmerzen sollte, wenn Sie Ihre Beine nach rechts kippen, können Sie Ihren rechten Arm an Ihre Seite legen. Das wird Ihnen mehr Bewegungsspielraum geben, da Ihr Schulterblatt nicht mehr im Weg ist.

8. Falls Ihr Rücken durch diesen neuen Gebrauch Ihrer Muskeln etwas angestrengt ist, können Sie sich auf folgende Weise entspannen: Ziehen Sie Ihre Knie an die Brust, und halten Sie mit jeder Hand ein Knie. Halten Sie Ihre Knie zusammen, und bewegen Sie sie langsam in einem großen Kreis. Nehmen Sie Ihre Hände dann von den Knien, und spüren Sie, wie die Muskeln in Ihrem Bauch und Rücken arbeiten, wenn Sie die Knie in einem Kreis bewegen.

   Wenn Sie wollen, können Sie eine Pause machen, aber vergessen Sie nicht, Ihre Knie auch noch in die andere Richtung zu bewegen.

9. Legen Sie sich auf Ihren Bauch. Legen Sie Ihre linke Hand auf die rechte, schauen Sie nach links, Knie und Knöchel bilden einen rechten Winkel und sind fest miteinander verbunden. Kippen Sie Ihre Beine nach links, und experimentieren Sie damit, während dieser Bewegung sowohl nach rechts wie nach links zu schauen. Macht es einen Unterschied für die Bewegung Ihrer Beine, in welche Richtung Sie schauen?

10. Machen Sie das gleiche, während Sie die Beine nach rechts kippen.

11. Kippen Sie jetzt Ihre Beine als eine Einheit von einer Seite auf die andere. Sie können dabei nach Belieben Ihre Stirn oder eine Wange auf den Handrücken legen. Können Sie die Bewegung auch ausführen, wenn Sie geradeaus nach vorn schauen?

    Legen Sie Ihre Beine wieder auf den Boden, und ruhen Sie sich auf dem Rücken liegend aus.

    Stehen Sie auf, und gehen Sie etwas umher. Achten Sie darauf, wie Hüften, Beine und Rücken sich bewegen, und ob Sie Ihre Füße bewußter wahrnehmen können.

11 Rollen wie ein Bär

In dieser Lektion möchte ich Ihnen eine Bewegung vorstellen, die Sie ausführen können, wenn Sie nur wenig Zeit haben. Es ist eine der angenehmsten Bewegungen, die ich kenne, um den Muskeltonus im Kreuz und die Anspannung im ganzen Körper zu senken.

1. Legen Sie sich auf den Rücken, und ziehen Sie Ihre Knie an Ihre Brust. Umfassen Sie die Knie von der Seite. Halten Sie mit jeder Hand ein Knie, etwas unterhalb der Kniescheibe.

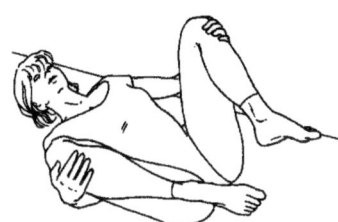

2. Ziehen Sie die Knie mit Ihren Armen auseinander und bringen Sie sie wieder zusammen. Stellen Sie sich vor, daß Sie mit Ihren Beinen Ziehharmonika spielen.

> Achten Sie darauf, daß sich Ihre Füße voneinander entfernen, wenn Sie die Knie öffnen.

3. Ziehen Sie Ihre Knie wieder auseinander, und lassen Sie sie in dieser Stellung. Spüren Sie, wie die Ellbogen sich zum Fußboden bewegen und das Öffnen der Beine unterstützen. Rollen Sie jetzt aus dieser Stellung nach links, indem Sie Ihr linkes Bein weiter nach links ziehen und Ihren Kopf nach links rollen. Ihr ganzer Körper sollte jetzt auf Ihrer linken Seite liegen. Bringen Sie Ihr rechtes Knie zu Ihrem

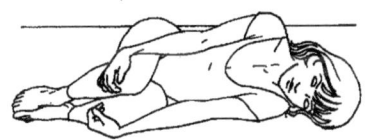

linken Knie, so wie Sie eine Ziehharmonika zusammenklappen würden.

Halten Sie weiter Ihre Knie fest, und ruhen Sie sich auf Ihrer linken Seite liegend aus.

4. Ziehen Sie Ihr rechtes Knie zur Decke, über Ihre Brust hinweg, so weit es ohne Anstrengung geht, und beginnen Sie allmählich auf Ihre rechte Seite zu rollen. Lassen Sie Ihren Kopf nach rechts rollen. Halten Sie Ihre Beine so weit auseinander, wie es leicht geht, und setzen Sie die Bewegung fort. Wenn Sie auf Ihrer rechten Seite liegen, kommt das linke Knie langsam wieder auf das rechte Knie.

   Bleiben Sie in dieser Position, auf Ihrer rechten Seite liegend, und ruhen Sie sich aus, während Ihre Hände weiter Ihre Knie halten.

5. Ziehen Sie jetzt das linke Knie zur anderen Seite. Rollen Sie auf diese Weise weiter hin und her. Wenn Sie nach rechts rollen, führt das rechte Knie die Bewegung an, wenn Sie nach links rollen, führt das linke Knie. Achten Sie darauf, daß sich Ihr Kopf mitbewegt. Ihr Körper ist zur Decke hin geöffnet und auf den Seiten in einer zusammengerollten, fötusähnlichen Position. Lassen Sie ein Bein aktiv ziehen, und spüren Sie, wie Ihr gesamter Rücken vom Boden massiert wird.

6. Spüren Sie Ihren Kopf. Nehmen Sie wahr, wie er sich dreht, und versuchen Sie, diese Drehung so gleichmäßig wie möglich zu machen. Der Kopf dreht sich während der gesamten Bewegung und kommt erst zum Stillstand, wenn Sie auf der Seite liegen. Wenn Sie den Kopf ungehindert hin- und herrollen lassen, schauen Sie in der Seitenlage direkt auf den Boden.

   Achten Sie darauf, daß die Bewegung des Kopfes nicht schneller oder langsamer wird. Es ist eine gleichmäßige, stetige Bewegung. Lassen Sie die Rückseite Ihres Körpers auf dem Boden abrollen, Rippen, Kreuz, Becken und Kopf. Sie können sich so schnell bewegen, wie es für Sie angenehm ist, solange Sie daran denken, daß die Bewegung vom Kopf ausgeht.

Beenden Sie die Bewegung, und ruhen Sie sich auf dem Rücken aus. Strecken Sie Arme und Beine aus, und nehmen Sie wahr, wie sich Ihr Körper jetzt anfühlt. Spüren Sie die Stille und Fülle in Ihrem Körper und die Leichtigkeit, mit der Sie atmen und die Rippen bewegen.

Denken Sie daran, daß eine gute Rückenübung dem ganzen Körper nützt. Bleiben Sie weiter auf Ihrem Rücken liegen, und genießen Sie dieses Gefühl. Stehen Sie auf, wann Sie wollen, gehen Sie etwas herum, und nehmen Sie wahr, wie Sie sich jetzt bewegen.

5. Kapitel
Freude am Laufen

Gehen ist nicht nur unsere wichtigste Fortbewegungsart, sondern auch eine der angenehmsten natürlichen Formen sportlicher Betätigung. Doch viele Menschen gehen nicht optimal und wissen es nicht einmal. Sie gehen nicht gern, weil sie schnelleres Gehen zu anstrengend finden, ihr Gleichgewicht unsicher ist oder schwache oder schmerzhafte Knie und Hüften eine Beeinträchtigung darstellen.
In diesem Kapitel werden Sie lernen, wie Sie Ihr Gleichgewicht im Stehen deutlich verbessern und Ihre Hüften, Knie, Knöchel und Füße müheloser bewegen können. Diese Lektionen werden Ihnen nicht nur helfen, bei Ihrem alltäglichen Gehen Streß zu vermeiden, sie eignen sich auch hervorragend für Personen, die gern laufen. Diese Lektionen werden darüber hinaus Ihren Gang eleganter machen und Ihnen die Fähigkeit geben, eine der häufigsten Bewegungen in unserem Leben mehr zu genießen.

1 Sicheres Gleichgewicht

Eine überraschend hohe Zahl von Menschen vermeidet Situationen, in denen ihr Gleichgewichtssinn auf eine Probe gestellt werden könnte. Sie schauen, wenn sie sich bewegen, immer wieder auf den Boden oder den Bürgersteig. Diese Lektion wird Ihnen die Gelegenheit geben, Ihren Gleichgewichtssinn deutlich zu verbessern, und Ihr Gehen angenehmer machen.

> Diese Lektion ist viel leichter auszuführen, wenn Sie sich dabei neben einen Stuhl oder eine Wand stellen, um sich, wenn nötig, festhalten zu können. Diese Lektion wird eine Herausforderung für Ihren Gleichgewichtssinn darstellen. Sorgen Sie also vorher dafür, daß Sie sich sicher fühlen.

1. Legen Sie im Stehen Ihr rechtes Bein über Ihr linkes Bein, so daß die Knöchel überkreuzt sind und Ihr rechter Fuß gleich neben dem linken Fuß auf dem Boden steht. Achten Sie darauf, daß der ganze Fuß und beide Fersen auf dem Boden aufliegen.

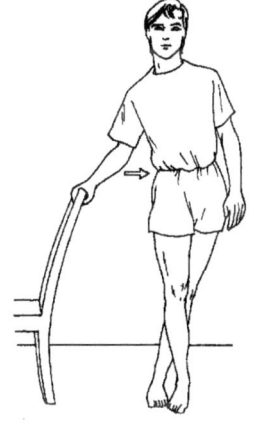

2. Bewegen Sie langsam Ihr Becken nach links und nach rechts, so weit, wie es für Sie angenehm ist. Verringern Sie immer mehr die Anstrengung, die nötig ist, um Ihr Gleichgewicht zu bewahren. Wiederholen Sie das oft genug, damit Sie sich sicher und wohl fühlen.
Entspannen Sie Ihren Kiefer, schauen Sie im Zimmer umher, und atmen Sie leicht und tief weiter. »Entkreuzen« Sie Ihre Beine wieder, und ruhen Sie sich im Stehen aus.

> Wenn Sie das Becken zur Seite bewegen, werden Sie spüren, daß Sie mal mit dem einen, mal mit dem anderen Fuß mehr Druck ausüben. Ihr Kopf bleibt ruhig, während sich die Hüften von Seite zu Seite bewegen.

3. Bringen Sie jetzt Ihr linkes Bein über Ihr rechtes Bein, so daß der linke Fuß genau neben dem rechten Fuß auf dem Boden steht. Bewegen Sie wieder Ihr Becken von einer Seite zur anderen, bis Sie wissen, wie Sie Rücken, Hüften, Kopf, Hals und Schultern miteinander kooperieren müssen, damit die Bewegung sich natürlich anfühlt.
Stellen Sie sich wieder mit entkreuzten Beinen hin, und ruhen Sie sich im Stehen aus.

4. Bringen Sie wieder das rechte über das linke Bein wie in Schritt Nr. 1. Bewegen Sie jetzt Ihren Kopf und Ihre Schultern von einer Seite zur anderen. Was müssen Ihre Hüften dabei machen? Lernen Sie, alle Teile Ihres Körpers einzusetzen, um die Bewegung angenehm zu machen. Sie können Ihren Fortschritt an der Leichtigkeit Ihrer Atmung beurteilen.
Stellen Sie sich wieder mit entkreuzten Beinen hin, und ruhen Sie sich aus.

5. Bringen Sie das linke Bein über das rechte. Bewegen Sie wieder Ihren Kopf und Ihre Schultern von einer Seite zur anderen. Fällt Ihnen die Bewegung leichter oder schwerer, wenn das linke Bein über das rechte Bein geschlagen ist?
Entkreuzen Sie Ihre Beine, und ruhen Sie sich im Stehen aus. Gehen Sie etwas im Zimmer herum. Können Sie Ihre Hüften deutlicher spüren?

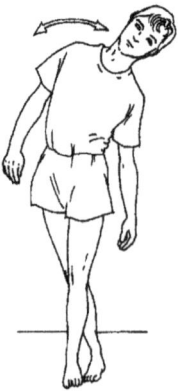

6. Kommen Sie jetzt wieder zu dem Stuhl oder der Wand zurück. Verschränken Sie Ihr rechtes Bein wieder mit Ihrem linken, so daß die Knöchel überkreuzt sind und der rechte Fuß gleich neben dem linken Fuß steht. Bewegen Sie Ihr Becken dieses Mal vor und zurück, so daß sich das Gewicht auf die Fußballen und dann auf die Fersen verlagert. Wenn Ihnen die Bewegung leichtfällt, können Sie versuchen, die Fersen vom Boden zu heben, wenn Sie nach vorn gehen, und die Zehen und Fußballen zu senken, wenn Sie Ihr Becken nach hinten bewegen.

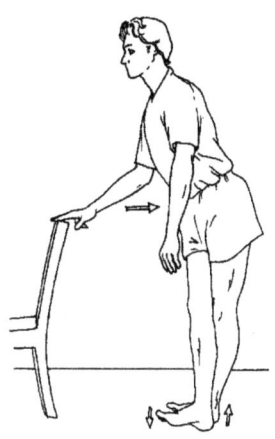

Entkreuzen Sie Ihre Beine, und ruhen Sie sich im Stehen aus.

> Lassen Sie Arme, Schultern und Hals vollkommen entspannt, während Sie Ihr Becken vor- und zurückbewegen. So können Sie spüren, wie sich Kopf und Arme in Opposition zu Ihrem Becken bewegen, um Ihr Gleichgewicht zu bewahren.

7. Schlagen Sie Ihr linkes Bein über Ihr rechtes Bein, so daß die Knöchel überkreuzt sind und der linke Fuß genau neben dem rechten steht. Wiegen Sie Ihr Becken wieder vor und zurück wie in Schritt Nr. 6.
Entkreuzen Sie Ihre Beine wieder, und gehen Sie dann etwas im Zimmer herum.

8. Stützen Sie sich mit einer Hand am Stuhl oder an der Wand ab, und schlagen Sie wieder Ihr rechtes Bein über Ihr linkes Bein. Stehen Sie aufrecht und bequem. Drehen Sie Ihren Kopf, und schauen Sie sich im Raum um. Schauen Sie dabei so weit wie möglich hinter sich. Schauen Sie an die Decke und auf den Fußboden. Spüren Sie, wie Ihre Hüften diese Bewegungen ausgleichen.

9. Bringen Sie jetzt Ihr linkes über Ihr rechtes Bein. Schauen Sie sich in dieser Stellung weiter im Raum um. Wann ist Ihr Gleichgewicht besser, wenn Ihr linker Fuß vorn steht oder wenn Ihr rechter Fuß vorn steht?
   Ruhen Sie sich im Stehen aus.

10. Bringen Sie Ihr rechtes Bein wieder über das linke. Verlagern Sie jetzt den Druck auf Ihren Fußsohlen so, daß Sie dabei einen Kreis beschreiben. Bewegen Sie Ihr Becken in einem Kreis, bis Sie das Gefühl haben, daß Becken und Fußsohlen Kreise beschreiben, einen in der Luft und einen auf dem Boden.
    Entkreuzen Sie Ihre Beine, und ruhen Sie sich aus.

11. Bringen Sie das linke Bein über das rechte, und beschreiben Sie in dieser Stellung wieder Kreise. Auf welcher Seite ist der Kreis, den Sie mit Ihren Fußsohlen beschreiben, runder und glatter?
    Ruhen Sie sich aus, indem Sie im Raum umhergehen. Vielleicht bemerken Sie, daß Sie auf einer schmaleren Spur gehen als sonst.

12. Bringen Sie wieder das rechte über das linke Bein, und heben Sie beide Arme an den Seiten bis auf Schulterhöhe. Stellen Sie sich vor, daß Sie in jeder Hand ein Schwert halten. Stoßen Sie zuerst zu einer und dann zur anderen Seite, so weit, wie Sie können. Halten Sie Ihre Beine dabei überkreuzt.
    Können Sie einen Arm vor sich und den anderen hinter sich halten und dann den vorderen Arm zurück- und den hinteren Arm vorstoßen? Wiederholen Sie diese Bewegung einige Male.

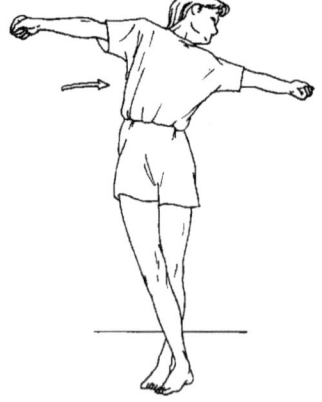

13. Führen Sie dieses Stoßen und Greifen mit Ihren Armen in viele verschiedene Richtungen aus, während Ihr rechtes Bein über Ihr linkes Bein geschlagen ist.

Ruhen Sie sich aus, indem Sie etwas herumgehen, und achten Sie darauf, ob Sie eine Verbesserung in Ihrem Gleichgewichtssinn spüren können. Beobachten Sie, wie Ihre Hüften Ihr Gleichgewicht unterstützen können.

2 Entdecken Sie Füße und Knöchel

Viele Menschen haben Schwierigkeiten, die Position ihrer Füße und Knöchel wahrzunehmen, wenn diese in einer ungewöhnlichen Stellung sind, oder wenn sie über unebenes Gelände gehen müssen. Darum schauen viele genau vor ihre Füße, wenn sie in einer unbekannten Umgebung gehen.
In dieser Lektion werden Sie lernen, Ihre Füße und Knöchel genauer wahrzunehmen. Das wird Ihnen helfen, Ihr Gleichgewicht besser zu halten und sicherer zu gehen und zu laufen.

1. Legen Sie sich auf den Rücken, strecken Sie Ihre Beine aus, und legen Sie Ihre Arme neben den Körper. Schließen Sie die Augen, und nehmen Sie wahr, wie Ihre Beine auf dem Boden liegen. Haben Sie das Gefühl, daß ein Bein näher am Boden ist?
Versuchen Sie, in Gedanken die Entfernung zwischen der Ferse und dem großen Zeh an jedem Fuß zu messen. Welcher Fuß fühlt sich länger an? Welcher Fuß fühlt sich weiter an? Ist die Richtung, in die die Zehen zeigen, symmetrisch, oder zeigt ein Fuß mehr zur Seite als der andere?

2. Drehen Sie sich auf den Bauch, und finden Sie eine bequeme Lage. Experimentieren Sie mit verschiedenen Positionen für Ihre Arme und Ihren Kopf, bis Sie die gefunden haben, die für Sie am angenehmsten ist. Beugen Sie Ihre Knie, so daß Ober- und Unterschenkel sowie Unterschenkel und Füße rechte Winkel bilden, so als würden Sie auf der Decke stehen oder auf den Fußsohlen Bücher balancieren. Können Sie, ohne hinzuschauen, die Winkel an Knien und Knöcheln spüren?

3. Strecken Sie Ihre Füße in Richtung Decke und dann wieder zum Boden. Lassen Sie Ihre Knie gebeugt, und achten Sie darauf, daß Ihre Zehen sich nicht unabhängig voneinander bewegen. Die Bewegung findet in Ihren Fußknöcheln statt, die Zehen bewegen sich lediglich mit dem Rest des Fußes. Machen Sie die Bewegung allmählich immer kleiner, so daß die Füße schließlich in einer neutralen Position zur Ruhe kommen.

Manche glauben, daß ihre Füße in einer neutralen Position sind, während sie tatsächlich an den Knöcheln stark gestreckt sind, weil sie die Gewohnheit haben, ihre Wadenmuskeln viel stärker anzuspannen als die Muskeln im vorderen Teil des Beines. Das hat vor allem damit zu tun, daß die Wadenmuskeln sehr stark beansprucht werden und daher einen hohen Tonus behalten.

4. Bringen Sie Ihre Beine dicht zusammen. Lassen Sie sie jetzt an den Knien und Fersen zusammen, und bewegen Sie lediglich die Fußballen und Zehen auseinander. Drehen Sie beide Füße, so daß die Zehen nach außen zeigen, und drehen Sie sie dann wieder nach innen. Wiederholen Sie das mehrere Male.
Legen Sie Ihre Beine auf den Boden, und ruhen Sie sich aus.

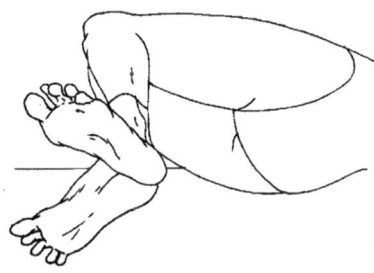

Die Füße bewegen sich nicht in Richtung Decke oder Boden. Die Zehen zeigen lediglich nach außen und wieder zur Mitte. Es ist so, als wären die Fersen der Angelpunkt der Füße. Wiederholen Sie die Bewegung, bis sie deutlich und gleichmäßig geworden ist.

5. Beugen Sie Ihre Knie wieder. Knie und Knöchel beider Beine liegen zusammen. Lassen Sie dieses Mal Ihre Zehen zusammen, und bewegen Sie nur Ihre Fersen – wieder, ohne den Knöchel zu strecken oder zu beugen. Fällt Ihnen das leichter, als die Zehen allein zu bewegen?
Legen Sie die Beine auf den Boden, und ruhen Sie sich aus.

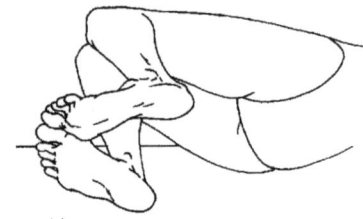

6. Beugen Sie Ihre Knie wieder, und bringen Sie die Beine zusammen. Bewegen Sie abwechselnd die Zehen und dann die Fersen auseinander. Führen Sie diese Bewegungen auch aus, während Ihr Kopf zur anderen Seite gedreht ist.
Ruhen Sie sich aus.

7. Beugen Sie wieder Ihre Knie, und bringen Sie die Beine zusammen. Drehen Sie jetzt nur die Zehen des rechten Fußes vom linken Fuß fort, so daß sich nur der rechte Fuß bewegt, während die Fersen weiter zusammenbleiben.
Machen Sie eine Pause, und drehen Sie dann nur die rechte Ferse von der linken Ferse fort, so daß die Zehen beider Füße zusammenbleiben. Drehen Sie dann abwechselnd die Zehen und Fersen des rechten Fußes von dem linken Fuß fort. Der linke Fuß bewegt sich dabei nicht.
Machen Sie eine Pause, und wiederholen Sie dann das gleiche mit dem linken Fuß, während Sie den rechten Fuß ruhig halten.
Legen Sie Ihre Beine auf den Boden, und ruhen Sie sich aus.

8. Beugen Sie nur Ihr rechtes Knie und Ihren rechten Knöchel, so daß beide Gelenke rechte Winkel bilden. Drehen Sie Ihren Kopf nach rechts. Ihre Ferse bleibt an der gleichen Stelle, während Sie Ihre

Zehen weiter nach rechts drehen und dann wieder zur Mitte zurückbringen. Es ist die gleiche Bewegung wie oben, mit der einzigen Ausnahme, daß Sie das rechte Bein jetzt nicht an das linke Bein anlehnen können. Können Sie die Bewegung ausführen, ohne Ihren Hals oder Ihr Gesicht anzuspannen?

9. Lassen Sie jetzt Ihren großen Zeh an der gleichen Stelle, und drehen Sie Ihre Ferse nach außen und wieder zur Mitte, so als ob jemand Ihren großen Zeh festhalten würde. Achten Sie darauf, daß der Fuß parallel zur Decke bleibt.
Ruhen Sie sich aus.

10. Beugen Sie wieder Ihr linkes Knie, schauen Sie nach links, und wiederholen Sie die Bewegungen aus den letzten beiden Schritten. Bei welchem Fuß ist die Bewegung für Sie klarer?

> Es ist möglich, daß ein Fuß sich klarer anfühlt als der andere und Sie für die Stellung eines Fußes ein schärfer umrissenes Bild haben. Manchmal erscheint ein Fuß – oder sogar beide Füße – etwas unklar, und die Bewegungen sind schwer zu kontrollieren.

11. Stellen Sie sich dicht vor eine Wand, und stützen Sie sich mit den Händen an der Wand ab. Ihre Füße sind parallel zueinander. Drehen Sie Ihre rechte Fußspitze etwas nach außen und wieder zur Mitte zurück, so daß Sie auf der Ferse rotieren.

> Lassen Sie die Bewegung aus Ihrem Hüftgelenk kommen, so daß sich nur der Fuß bewegt, das Becken aber ruhig bleibt. Führen Sie die Bewegung langsam aus, so daß der Fuß gleichmäßig über den Boden gleitet. Versteifen Sie sich nicht, und lehnen Sie sich nicht an die Wand. Ihre Hände bleiben nur an der Wand, damit sich Ihr Oberkörper nicht bewegt, während sich der Fuß dreht. Es geht bei dieser Lektion vor allem darum, Bewegungen von Fuß und Hüfte zu unterscheiden.

12. Halten Sie in einer neutralen Position an, und drehen Sie dann die Ferse nach außen und wieder zur Mitte. Der rechte Fußballen ist der Angelpunkt in der Bewegung.

13. Drehen Sie Ihre linke Fußspitze einige Male nach außen und wieder zurück zur Mitte. Drehen Sie dann die linke Ferse nach außen und wieder zur Mitte, wie Sie es vorhin mit dem rechten Fuß getan haben. Bei welchem Fuß fühlt sich die Bewegung natürlicher an?

14. Können Sie die Drehbewegungen des Fußes jetzt ausführen, während Sie das Knie auf der gleichen Seite etwas beugen? Entspannen Sie nur ein wenig die Kniekehle, so daß Sie kaum »in die Knie gehen«.

15. Gehen Sie umher, und spüren Sie, ob Sie Ihre Füße, Knie und Hüften jetzt bewußter wahrnehmen.

3 Entlastung von Hüften und Knien

Die Beziehung von Hüften zu Knöcheln und Knien ist uns oft nicht deutlich bewußt. Wenn ein Teil in seiner Beweglichkeit eingeschränkt ist, führt das oft zu einer Beeinträchtigung der anderen beiden. Idealerweise bewegen sich alle drei Gelenke zusammen, und wenn ein Gelenk etwas eingeschränkt ist, bewegen sich die anderen beiden etwas mehr. Um eine mobilere Situation zu schaffen, sind zunächst einige Lernschritte nötig, u. a. ein besseres Gleichgewicht.

> Sie brauchen für diese Lektion einen Stuhl mit einer ausreichend hohen Rückenlehne, damit Sie Ihre Hand bequem darauf ruhen lassen können, ohne nach unten reichen oder sich bücken zu müssen.

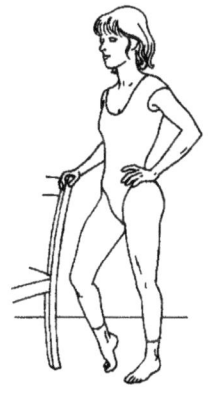

1. Stellen Sie sich schräg hinter einen Stuhl, so daß die Rückenlehne rechts von Ihnen ist, und legen Sie Ihre rechte Hand auf die Lehne. Beugen Sie Ihr rechtes Knie gerade genug, damit Ihre rechte Ferse sich leicht vom Boden löst. Wiederholen Sie die Bewegung mehrere Male. Stützen Sie sich dabei nicht zu stark auf Ihre Hand.

2. Heben Sie Ihren Fußballen vom Boden, so daß sich das Gewicht auf die rechte Ferse verlagert. Das linke Bein bewegt sich dabei nicht. Achten Sie darauf, daß Sie während der Bewegung entspannt weiteratmen.

> Können Sie spüren, wie das rechte Knie ein wenig nach vorn kommt und die Hüfte leicht einknickt, wenn sich die Ferse vom Boden löst? Spüren Sie, was Sie mit Ihrem linken Bein, Ihrem

Rücken und Ihrem Becken machen müssen, um den Fußballen zu heben. Denken Sie daran, Ihren Oberkörper entspannt und aufrecht zu halten, damit Sie sich frei umschauen können.

3. Wiegen Sie jetzt Ihren rechten Fuß vor und zurück, so daß abwechselnd die Fußspitze und die Ferse vom Boden hochkommen. Der Rest Ihres Körpers braucht sich dabei nicht vor- und zurückzubewegen, lediglich Ihre rechte Hüfte geht möglicherweise etwas vor und zurück. Denken Sie daran, sich nicht auf den Stuhl aufzustützen. Gehen Sie etwas herum, und nehmen Sie im Gehen alle Unterschiede zwischen Ihren beiden Beinen und Füßen wahr.

4. Kommen Sie wieder zu dem Stuhl zurück, und legen Sie Ihre linke Hand auf die Rückenlehne, so daß Sie rechts vom Stuhl stehen. Machen Sie die gleichen Bewegungen wie vorhin, heben Sie zunächst die linke Ferse vom Boden, und finden Sie einen Weg, um die Bewegung leicht und mühelos zu machen. Können Sie spüren, was Ihre rechte Hüfte macht, um Sie zu stabilisieren?

5. Heben Sie den linken Fußballen an. Fällt Ihnen das auf dieser Seite leichter?

6. Wiegen Sie jetzt von dem linken Fußballen auf die linke Ferse. Achten Sie darauf, daß Ihr Oberkörper entspannt bleibt und Sie sich ungehindert umschauen können. Schließen Sie von Zeit zu Zeit Ihre Augen, um das Gefühl deutlicher wahrnehmen zu können, und öffnen Sie sie dann, um sich wieder im Raum umzuschauen.
Ruhen Sie sich aus, indem Sie etwas herumgehen, und nehmen Sie wahr, wie sich die Bewegung Ihrer Beine und Ihr Gleichgewichtsgefühl verändert haben.

Entlastung von Hüften und Knien — 137

7. Stellen Sie sich wieder an die linke Seite Ihres Stuhles, und legen Sie Ihre rechte Hand auf die Rückenlehne. Heben Sie abwechselnd den Ballen des einen Fußes und die Ferse des anderen. Wenn sich also der rechte Fußballen hebt und Sie das Gewicht auf die rechte Ferse verlagern, hebt sich die linke Ferse, und Sie verlagern das Gewicht auf den linken Fußballen. Machen Sie eine fließende und gleichmäßige Bewegung daraus. Fangen Sie zunächst sehr langsam an, und werden Sie dann immer schneller. Lernen Sie, die Bewegung in verschiedenen Geschwindigkeiten auszuführen. Ruhen Sie sich aus, und genießen Sie Ihre neue Fähigkeit, leichter zu gehen.

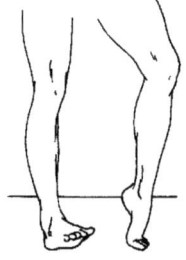

Können Sie die Bewegung mit geschlossenen Augen ausführen? Achten Sie darauf, daß Sie Ihr Gleichgewicht bewahren, entspannt atmen und sich nicht am Stuhl festhalten. Versuchen Sie dann, die Bewegung auszuführen, während Sie mit offenen Augen nach allen Seiten und zur Decke schauen und etwas im Raum oder vor dem Fenster anvisieren. Können Sie die Bewegung gleichmäßig weiterführen, unabhängig davon, ob Ihre Augen geöffnet oder geschlossen sind? Wenn Sie sich sicher fühlen, können Sie die Hand von der Rückenlehne nehmen.
Sie werden wahrscheinlich spüren, daß sich Ihre Hüfte von einer Seite zur anderen bewegt. Lassen Sie diese Bewegung zu.

4 Kraftvolles Gehen

Wenn Sie energischer und schneller gehen wollen, müssen Sie lernen, wie Sie die Kraft, mit der sich Ihre Beine vom Boden abstoßen, in eine Vorwärtsbewegung umwandeln können. In dieser Lektion werden Sie lernen, wie Sie dieses Abstoßen vom Boden und das Drehen in Ihrem Becken verbessern und auf diese Weise längere Schritte machen und kraftvoller gehen können.

1. Legen Sie sich auf Ihren Bauch. Beugen Sie Ihre Ellbogen, und legen Sie die Handflächen in Nähe Ihres Kopfes auf den Boden. Lassen Sie Ihre Beine in einer angenehmen Entfernung voneinander auf dem Boden liegen. Nehmen Sie wahr, in welche Richtung Ihre Fersen zeigen. Sind sie mehr nach innen oder nach außen gerichtet?
Liegt mehr Gewicht auf der linken oder der rechten Hüfte? Haben Sie mehr Platz unter der rechten oder unter der linken Schulter?

2. Drehen Sie Ihren Kopf nach rechts, beugen Sie den rechten Fuß am Knöchel, und stellen Sie die Zehen auf den Boden. Stellen Sie sich vor, daß der rechte Fußballen gegen eine Wand drückt. Drücken Sie Ihre Zehen gegen den Boden, so als würden Sie gegen einen imaginären Startblock drücken, und nehmen Sie wahr, was mit der Kraft passiert, die von dem Fuß, der auf den Boden drückt, durch Ihr Bein geht. Können Sie so drücken, daß sich Ihr Knie vom Boden löst und streckt, wenn Sie mit Ihrem rechten Fuß drücken?

> Von Zeit zu Zeit werden Sie vermutlich Ihre Zehen wieder etwas zurückziehen müssen, um einen festen Stand zu haben. Diese Lektion wird Ihnen leichter fallen, wenn Sie keine Strümpfe tragen.
> Wenn Sie mit dem Fuß drücken, werden Sie spüren, wie sich die Kniekehle hebt. Vergessen Sie nicht, das Knie nach jedem Drücken wieder auf den Boden zu legen und vollständig zu entspannen, selbst wenn Sie Ihre Zehen weiter aufgestellt lassen.

Kraftvolles Gehen 139

3. Versuchen Sie, wenn Sie das nächste Mal mit dem Fuß drücken und Ihr Knie strecken, etwas länger zu drücken, so daß die rechte Seite des Beckens beginnt, sich vom Boden abzuheben und leicht nach links zu neigen.
   Wenn Sie weiter Druck mit dem Fuß ausüben, werden Sie spüren, wie Ihr Becken nach links rollt und Ihr Rücken beginnt, an der Bewegung teilzunehmen. Ruhen Sie sich aus.

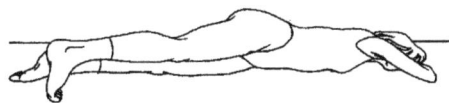

Achten Sie darauf, daß Sie Ihren Körper nicht versteifen, wenn Sie mit dem Fuß drücken. Ihre andere Körperhälfte soll vollkommen entspannt bleiben. Legen Sie jedesmal, wenn Sie den Druck in dem Fuß wegnehmen, Ihr Becken und Ihr Knie auf den Boden. Können Sie spüren, wie sich Ihre Rippen bewegen, wenn Sie die Bewegung ausführen? Können Sie spüren, wie der Druck sich bis in Ihre Schultern und Ihren Hals fortpflanzt?

4. Beugen Sie wieder den rechten Knöchel, und stellen Sie die Zehen auf. Auf welchen Zehen stehen Sie? Auf dem großen Zeh? Auf mehreren Zehen?
   Neigen Sie Ihre Ferse etwas nach außen, so daß Sie auf den kleinen Zehen des rechten Fußes stehen. Achten Sie darauf, wie leicht sich der Druck im Vergleich zu vorher in Ihren Oberkörper ausdehnt. Ruhen Sie sich aus.

5. Stellen Sie den rechten Fuß nur auf Ihren großen Zeh, so daß sich die Ferse etwas nach innen neigt. Setzen Sie keinen anderen Teil des Fußes auf. Drücken Sie wieder durch Ihren Fuß, um Ihr Knie vom Boden abzuheben.
   Vergleichen Sie, wieviel Kraft Sie in dieser Stellung haben, mit der vorangegangenen Situation, als Sie sich auf Ihre kleinen Zehen aufgestützt hatten.
   Ruhen Sie sich aus.

6. Finden Sie jetzt eine andere Stelle, auf der Sie Ihren Fuß aufsetzen können. Finden Sie heraus, auf welchen Zehen Sie die meiste Kraft haben, so daß Sie mit der geringsten Anstrengung die größte Bewegung in Ihrem Oberkörper erreichen.
Drehen Sie sich auf Ihren Rücken, und ruhen Sie sich aus.
Stehen Sie langsam auf, und spüren Sie, wie verschieden Ihre Beine Ihr Gewicht tragen. Gehen Sie etwas herum, und spüren Sie den Unterschied in den zwei Seiten Ihres Körpers. Welches Bein fühlt sich sicherer und angenehmer an?
Drücken Sie sich mit dem rechten und dann mit dem linken Fußballen ab. Können Sie einen Unterschied spüren?

> Es gibt eine Stelle im Fuß, wo die Knochen von Bein, Becken, Wirbelsäule und Rippen sich am leichtesten bewegen. Viele kennen diese Stelle nicht, obwohl sie ihr Leben lang die Füße zum Gehen benutzen.

7. Legen Sie sich auf Ihren Bauch; Ihre Arme bilden wieder ein Dreieck um Ihren Kopf. Drehen Sie Ihren Kopf nach links. Wiederholen Sie langsam und vorsichtig die Schritte 1–6 auf Ihrer linken Seite. Drücken Sie sich mit Ihren Zehen ab, aber achten Sie darauf, nicht gleich zuviel Druck auszuüben. Machen Sie die Bewegung langsam genug, damit Sie fühlen können, wie Sie die Bewegung ausführen und wie Sie während der Bewegung atmen.

> Versuchen Sie, die Bewegung mit jedem Mal leichter werden zu lassen. Achten Sie darauf, daß Sie unterscheiden können, welches der Beine eine bessere Verbindung mit dem Kopf hat. Führen Sie ab und zu die Bewegung auf der anderen Seite aus, damit Sie den Unterschied in der Effektivität beim Drücken spüren können.

8. Beugen Sie jetzt beide Knöchel, und stellen Sie die Zehen beider Füße auf den Boden. Finden Sie wieder die Stelle, wo Sie am effektivsten mit den Füßen drücken und die Knie vom Boden abheben können. Achten Sie darauf, daß sich die Knie vom Boden abheben,

wenn Sie drücken. Bringen Sie die Knie dann wieder auf den Boden. Jedesmal wenn Sie Ihre Zehen gegen den Boden drücken, soll die Kraft von Ihren Beinen übertragen werden, damit sich die Knie vom Boden abheben.
Ruhen Sie sich aus.

9. Beugen Sie wieder beide Knöchel, und drücken Sie dieses Mal so, daß sich nicht nur die Knie, sondern auch das Becken vom Boden abhebt. Sie werden auch Ihren Rücken einsetzen müssen, um die Bewegung zu unterstützen. Drücken Sie mit den Füßen, bis die Knie gestreckt sind und sich die untere Seite des Beckens hebt. Stellen Sie sich vor, daß Sie Ihren Unterkörper langsam vom Boden ablösen.

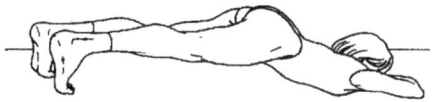

Können Sie auch Ihren Bauch und einige Ihrer Rippen vom Boden lösen? Finden Sie einen Weg, das Drücken mit den Füßen und durch die Knie mit dem Heben der Wirbelsäule zu harmonisieren, damit die Bewegung leicht und gleichmäßig wird.
Ruhen Sie sich aus.

Achten Sie beim Drücken darauf, daß Sie sich Zeit nehmen, nachdem Becken auch die Knie wieder auf dem Boden aufzusetzen. Erinnern Sie sich von Zeit zu Zeit daran, die Knöchel auf den Boden zu legen und auszuruhen, damit sie nicht überanstrengt werden.
Bei den meisten Formen körperlicher Betätigung geht es darum, schneller zu laufen, höher zu springen usw. Wir achten nur selten darauf, wie sich die Muskelkraft in unserem Fuß auf die Schenkel, das Becken und den Rücken überträgt. Wir verschwenden oft viel Zeit und Energie damit, unsere Muskeln dicker und kräftiger zu machen, um unsere Leistung zu verbessern. Doch dicke, starke Oberschenkel werden Ihnen nicht dabei helfen, besser zu laufen oder höher zu springen. Hochspringer haben keine dicke-

ren Oberschenkel als andere Menschen. Effektive Vorwärtsbewegung ist eine Fertigkeit, die man lernen kann, so daß die Bewegungen, die durch das Skelett und die Muskeln, die das Skelett bewegen, übertragen werden, zusammenwirken und den Körper in einer koordinierten und integrierten Weise in die gewünschte Richtung bewegen. Ohne diese Koordination und Integration bekämpfen sich dicke und starke Muskeln nur gegenseitig.

5 Gleichmäßiges Auftreten

Gehen ist eine Gewohnheit. Das kann man schon daran erkennen, daß meistens der gleiche Teil der Schuhsohle abgelaufen wird. Der Grund dafür ist ein Mangel an Bewußtheit darüber, welcher Teil des Fußes gebraucht und oft übermäßig gebraucht wird, während andere Bereiche kaum eingesetzt werden. Häufig kaufen wir ein neues Paar Schuhe, weil nur ein bestimmter Teil der Sohle abgelaufen ist. In dieser Lektion werden Sie lernen, Ihren Fuß beim Gehen vollständiger einzusetzen und die Verbindung zwischen verschiedenen Teilen Ihres Fußes und Knien, Hüften und Rücken kennenzulernen.

1. Beginnen Sie damit, im Zimmer herumzugehen. Schwingt ein Arm beim Gehen stärker als der andere?
   Können Sie feststellen, welchen Teil Ihrer Füße Sie beim Gehen am stärksten einsetzen: Innenrist, Außenrist, Ballen, Ferse?

2. Stellen Sie sich so hin, wie Sie gewöhnlich stehen. Schließen Sie Ihre Augen, lassen Sie beide Arme frei hängen, und fühlen Sie, welcher Fuß mehr Gewicht trägt. Welcher Fuß scheint dichter auf dem Boden aufzuliegen? Haben beide Füße in der gleichen Weise mit dem Boden Kontakt? Stehen Sie mit einem Fuß mehr auf dem Ballen und mit dem anderen mehr auf der Ferse? Steht ein Fuß stärker auf dem Außenrist als der andere?

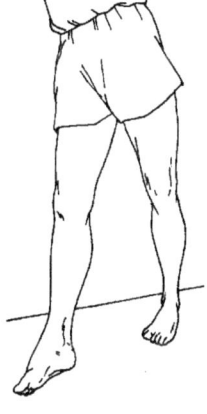

3. Heben Sie den Rist des Fußes vom Boden, so daß der Fuß auf den Außenrist rollt. Wiederholen Sie das mehrere Male, und achten Sie darauf, was in Ihrem Körper passiert, vor allem in Rücken, Hüfte und Schultern.

Stellen Sie sich wieder so hin wie zu Beginn der Lektion, und ruhen Sie sich aus.

Gehen Sie nur auf dem Außenrist Ihrer Füße, und achten Sie auf das, was mit Ihrem Oberkörper passiert, vor allem in Rücken und Bauch, in Ihren Armen, Ihrem Nacken.

Ruhen Sie sich im Stehen aus. Fühlen Sie, welchen Abdruck Ihre Füße auf dem Boden hinterlassen würden. Hat sich etwas verändert?

> Sie können sich während der Lektion immer wieder kurz hinsetzen oder hinlegen, falls es nicht genügt, wenn Sie sich im Stehen ausruhen. Strengen Sie sich nicht an; müde Muskeln können nichts lernen.

4. Lassen Sie Ihre Arme frei hängen, Ihre Füße stehen leicht auseinander. Heben Sie in dieser Stellung die Außenriste Ihrer Füße an. Was passiert in Ihrem Körper, wenn Sie das tun? Bleiben Sie weiter nur auf den Innenristen Ihrer Füße stehen; die Außenriste Ihrer Füße bleiben angehoben. Gehen Sie eine Weile auf diese Weise, und nehmen Sie wahr, was in Ihrem Körper passiert.

   Ruhen Sie sich aus, und nehmen Sie dabei wahr, wie der Kontakt Ihrer Füße mit dem Boden ist.

> Einige werden die Beteiligung von Armen, Kopf, Rücken, Atmung usw. sehr deutlich spüren. Bei anderen sind die Veränderungen, die aufgrund der Fußstellung erfolgen, nicht so leicht wahrzunehmen. Achten Sie in beiden Fällen nicht nur auf die Veränderungen in Stellung und Muskelanspannung Ihres Oberkörpers, sondern auch auf das, was in Ihrem Hals, mit Ihren Augen und Ihrer Atmung passiert. Bei einigen erweitert oder verengt sich das periphere Sehen, je nachdem, auf welcher Seite des Fußes Sie gehen.

5. Heben Sie Ihre Fußballen, so daß sich das Gewicht auf Ihre Fersen verlagert. Wiederholen Sie das einige Male, bis Sie wissen, was Sie tun, um diese Bewegung auszuführen. Bleiben Sie eine Weile nur auf Ihren Fersen stehen, und gehen Sie dann – nur auf Ihren Fersen – im

Gleichmäßiges Auftreten

Zimmer herum. Welche Veränderungen erfolgen im Rest Ihres Körpers? Wenn es Ihnen zu schwerfällt, auf diese Weise zu gehen, können Sie von Zeit zu Zeit Ihren Fußballen auf den Boden kommen lassen, um Ihr Gleichgewicht leichter zu halten.

Ruhen Sie sich im Stehen aus – mit dem ganzen Fuß auf dem Boden –, und spüren Sie den Abdruck, den Ihre Füße auf dem Boden machen.

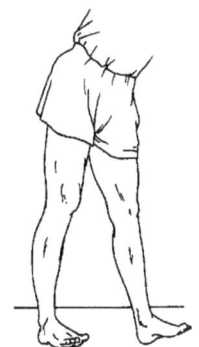

6. Heben Sie jetzt Ihre Fersen vom Boden ab, und stehen Sie nur auf Ihren Fußballen. Wiederholen Sie das mehrere Male, und spüren Sie, was in Ihrer Brust und Ihrem Gesicht passiert. Gehen Sie nur auf den Fußballen herum, und nehmen Sie wahr, was in Ihrem Körper passiert.

Ruhen Sie sich aus, und spüren Sie den Abdruck Ihrer Füße auf dem Boden.

In welcher der vier Stellungen, die Sie bisher ausprobiert haben, fiel Ihnen das Gehen am schwersten? In welcher fiel es Ihnen am leichtesten? Vielleicht erschien Ihnen eine der vier Fußstellungen vertraut und ganz und gar nicht übertrieben. Das zeigt, wie Sie gewöhnlich Füße, Knöchel, Knie, Hüften und Rücken organisieren, um den Druck auf Ihren Füßen zu unterstützen. Wenn Sie möchten, können Sie sich Ihre Schuhe anschauen, um zu sehen, ob die Stellen, die am stärksten abgelaufen sind, der Fußstellung entsprechen, in der Ihnen das Gehen am leichtesten fiel.

7. Ziehen Sie jetzt Ihre Zehen so an, als wollten Sie den Boden krallen, und gehen Sie mit angezogenen Zehen herum. In welchen anderen Teilen des Körpers können Sie die Anstrengung noch spüren?

Ruhen Sie sich im Stehen aus.

8. Heben Sie Ihre Zehen, so daß sie zur Decke zeigen. Gehen Sie jetzt herum, ohne daß die Zehen den Boden berühren. Nehmen Sie wahr, was dabei in Ihrem Körper passiert.
Ruhen Sie sich aus.

9. Drehen Sie beide Füße nach außen, und gehen Sie vor allem auf der Innenseite Ihrer Fersen. Was passiert mit Ihrem Becken, Ihrem Rücken und Ihren Schultern? Ist Ihnen diese Gehweise angenehm oder unangenehm?
Ruhen Sie sich aus.
Drehen Sie jetzt die Zehen nach innen und die Fersen nach außen, und gehen Sie auf diese Weise. Was verändert sich in der Organisation Ihres Oberkörpers, wenn Ihre Zehen nach innen gerichtet sind?
Ruhen Sie sich aus.

10. Gehen Sie eine Weile im Zimmer herum, und spüren Sie, wie viele Möglichkeiten Sie haben, um Ihre Füße auf den Boden aufzusetzen, und auf wie viele verschiedene Weisen Ihr Oberkörper das gewählte Druckmuster unterstützen kann.

> Die Absicht dieser und der anderen Lektionen besteht nicht darin, Ihnen die »richtige« Gehweise zu zeigen, sondern Sie zunächst Ihre gewohnte Gehweise kennenlernen zu lassen und Ihnen dann mehrere Wahlmöglichkeiten vorzustellen, damit Sie sie ausprobieren und entscheiden können, welche davon Ihnen am besten gefällt. Das ist eine größere Leistung, als einfach ein Muster zu übernehmen, das Sie nicht selbst »erfühlt« und entdeckt haben.

6 Harmonisches Gehen

Wenn wir gehen, bewegen sich unsere Schultern und Hüften in Opposition zueinander, genauso wie unsere Ellbogen und Knie oder Hände und Füße. Je mehr wir diese gegenläufige Drehung von oberer und unterer Körperhälfte verringern, um so steifer und ungelenker wird unser Gehen. In dieser Lektion werden Sie lernen, wie Sie Ihre Beine leichter bewegen können, indem Sie Ihre Arme und Schultern einsetzen.

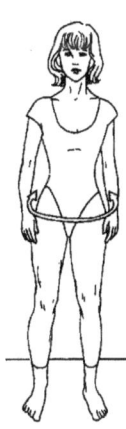

1. Stellen Sie sich so hin, wie Sie gewöhnlich stehen. Drehen Sie Ihre Brust und Ihre Schultern langsam und leicht nach links und rechts, ohne dabei Ihr Becken zu bewegen. Wenn Sie wollen, können Sie sich dabei in einem Spiegel beobachten, um zu vermeiden, daß sich Ihr Becken bewegt. Es ist nicht so wichtig, daß Sie große Bewegungen machen, es kommt viel mehr darauf an, daß Sie sie klar und deutlich wahrnehmen können.

2. Drehen Sie jetzt Ihr Becken von rechts nach links, ohne Brust und Schultern zu bewegen. Richten Sie Ihre Aufmerksamkeit wieder vor allem auf die Klarheit und Einfachheit der Bewegung. Ruhen Sie sich im Stehen aus.

3. Stellen Sie sich wieder bequem hin. Ihre Beine stehen so weit auseinander, als wären Sie im Begriff loszugehen. Beugen Sie Ihren Ellbogen, bis Ihre Unterarme parallel zum Boden sind, und ballen Sie Ihre Hände zu Fäusten. Beugen Sie Ihre Knie ganz leicht, damit sie nicht durchgedrückt sind, und bringen Sie Ihre rechte Faust nach vorn, während Sie Ihren linken Ellbogen nach hinten ziehen. Bringen Sie dann

Ihre linke Faust nach vorn, und ziehen Sie Ihren rechten Ellbogen zurück. Wiederholen Sie diese Bewegung einige Male. Ruhen Sie sich aus, indem Sie stehen oder gehen.

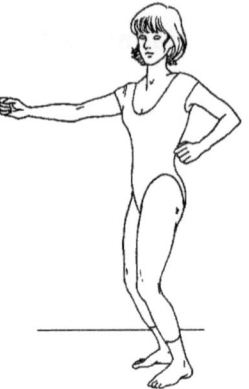

4. Legen Sie Ihre rechte Hand in die Nähe der Hüfte auf Ihren rechten Oberschenkel, und lassen Sie den Ellbogen dabei gestreckt. Machen Sie das gleiche mit Ihrer linken Hand auf dem linken Oberschenkel. Gehen Sie auf diese Weise herum, so daß Ihre Arme eine feste Verbindung zwischen Ihren Hüften und Ihren Schultern darstellen und jede gegenläufige Drehung in Ihrem Körper verhindern.

Bewegen Sie Ihre Arme wie Kolben in einem Zylinder. Lassen Sie sie frei schwingen, damit Ihre Schultern sich vor- und zurückbewegen und Sie spüren können, wie Ihre Brust sich nach rechts und links dreht. Können Sie spüren, was dabei in Ihrem Becken passiert? Bewegen Sie Ihr Becken leicht, so daß es sich in anderer Richtung dreht als Ihre Schultern und Ihre Brust. Lassen Sie das Schwingen der Arme allmählich größer werden, bis Sie die Wirkung auf Ihre Taille und Ihr Becken spüren können.

5. Gehen Sie jetzt umher, während die rechte Hand weiter auf dem Oberschenkel liegt und der linke Arm frei schwingt. Da die meisten von uns Arm und Schulter auf einer Seite stärker bewegen als auf der anderen, übertreiben Sie vielleicht nur eine Gewohnheit, die Sie ohnehin schon haben. Nehmen Sie die rechte Hand vom Oberschenkel, und gehen Sie ganz normal etwas umher.

Spüren Sie, wie die rechte Hüfte und die rechte Schulter sich zusammen nach vorn bewegen.

6. Legen Sie Ihre linke Hand auf Ihren Oberschenkel, und bewegen Sie Hüfte und Schulter auf dieser Seite zusammen.
   Fühlt es sich ungewohnter an als auf der anderen Seite? Nehmen Sie die linke Hand wieder vom Oberschenkel, und gehen Sie normal weiter.

7. Übertreiben Sie jetzt beim Gehen die Bewegung Ihrer Schultern nach vorn und hinten. Versuchen Sie, Ihren Kopf dabei so weit es geht in der Mitte zu behalten, und lassen Sie Ihre Arme weiter schwingen. Achten Sie darauf, welche Wirkung das auf Ihre Hüften und Beine hat.

8. Übertreiben Sie jetzt die Bewegung Ihres Beckens, wenn es sich dreht, um den Beinen zu folgen. Vielleicht spüren Sie, daß Ihre Schultern sich weiter auf die übertriebene Weise bewegen.
   Spüren Sie die Bewegung Ihrer Knie, wenn Sie gehen, und übertreiben Sie die Vorwärtsbewegung. Zielen Sie mit Ihren Knien auf eine Stelle im Raum, die Sie erreichen möchten, und greifen Sie beim Gehen mit Ihren Knien nach dieser Stelle.

9. Gehen Sie eine Weile ganz normal umher, und achten Sie darauf, ob Sie jetzt genauer spüren, wie Oberkörper, Schultern und Beine zusammenarbeiten, wenn Sie gehen. Übertreiben Sie im Gehen eine Weile den Schwung Ihrer Arme und dann die Bewegung Ihrer Schultern. Übertreiben Sie von Zeit zu Zeit auch die Drehung Ihrer Hüfte und das Nach-vorn-Greifen Ihrer Knie. Experimentieren Sie mit allen diesen Möglichkeiten.

> Je mehr Teile Ihres Körpers sich bewegen, wenn Sie gehen, um so eleganter wird Ihr Gang sein. Je weniger Ihr ganzer Körper beim Gehen mitwirkt, um so anstrengender und ungelenker wird Ihr Gang aussehen. Wenn Sie anfangen, mehr Körperteile beim Gehen einzusetzen, mag Ihnen das anfangs übertrieben vorkommen. Aber machen Sie sich deswegen keine Sorgen, es wird niemandem auffallen. Und wenn doch, wird man nur bemerken, daß Sie sich eleganter, fließender und harmonischer bewegen.

6. Kapitel
Lektionen zur Verbesserung der Atmung

1 Atemlektion I

In dieser Lektion werden Sie lernen, die Bewegungen von Rippen, Zwerchfell, Bauch und Rücken wahrzunehmen. Das sind die Teile Ihres Körpers, in denen die meiste Bewegung stattfindet, wenn Sie atmen. Sie werden auch Möglichkeiten kennenlernen, Ihren Körper vollständiger an der Atmung zu beteiligen, als Sie es bisher getan haben.

1. Legen Sie sich auf den Rücken, strecken Sie Ihre Beine aus, und legen Sie die Arme neben den Körper. Legen Sie ein Handtuch oder ein Kissen unter Ihren Kopf oder in den Nacken, damit Sie so bequem liegen wie möglich. Nehmen Sie die Bewegung Ihrer Atmung wahr, ohne etwas verändern zu wollen. Versuchen Sie nicht, tiefer oder länger zu atmen, als Sie es gerade tun. Das wird nicht so leicht sein, wie es sich anhört, denn sobald wir unsere Atmung beobachten, neigen wir dazu, sie zu verändern.
Welche Teile Ihres Oberkörpers dehnen sich am meisten? Welche Teile scheinen nicht beteiligt zu sein?
Wenn ich behaupten würde, daß Sie nicht atmen, wie könnten Sie mich vom Gegenteil überzeugen? Woran merken Sie, daß Sie atmen? Können Sie den Mechanismus Ihrer Atmung erkennen? Können Sie die Luft auf ihrem Weg von Ihren Nasenlöchern in Ihre Lungen verfolgen?

2. Atmen Sie so viel Luft in Ihre Lungen ein, wie es Ihnen ohne Anstrengung möglich ist. Atmen Sie tief ein und vollständig wieder aus. Achten Sie darauf, was in Ihrem Kreuz geschieht. Spüren Sie, ob sich Ihr Kreuz vom Boden abheben will, wenn Sie einatmen? Senkt sich Ihr Kreuz wieder auf den Boden, wenn Sie ausatmen? Spüren Sie, ob sich Ihr Bauchumfang zur Seite hin vergrößert? Oder dehnt sich Ihr Körper nur nach oben hin aus, ohne Veränderungen an den Seiten oder im Rücken?

Anstatt das Brustvolumen seiner Struktur entsprechend zu vergrößern, heben viele die Brust, indem sie ihr Kreuz vom Boden heben. Das bedeutet, daß das Brustbein oder Sternum daran gehindert wird, sich relativ zur Wirbelsäule zu bewegen. Denken Sie daran, Ihre Atmung nur zu beobachten, ohne etwas zu verändern. Das Ziel bei dieser Lektion ist es zunächst, bewußt wahrzunehmen, wie Sie sich bewegen, damit Sie dann Veränderungen vornehmen können. Diese Veränderungen werden organischer und weitreichender sein, als nur Anweisungen zu richtigem Atmen zu befolgen.

3. Beugen Sie Ihre Knie, und stellen Sie Ihre Füße flach auf den Boden, so daß jedes Bein ausbalanciert ist und ohne Kraftaufwand in dieser Stellung bleiben kann. Legen Sie eine Hand auf Ihren Bauch und die andere auf Ihre Brust. Die Ellbogen bleiben auf dem Boden. Atmen Sie bequem ein, und halten Sie Ihren Atem an. Drücken Sie jetzt die Luft nach unten, so als wollten Sie sie zwischen Ihren Beinen entweichen lassen. Spüren Sie, wie sich Ihr Bauch und Ihre Taille dehnen.

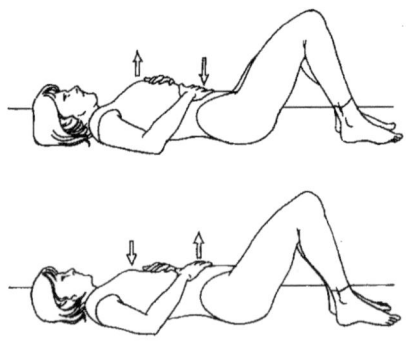

Ziehen Sie, ohne ein- oder auszuatmen, den Bauch ein, und dehnen Sie wieder Ihre Brust. Machen Sie auf diese Weise abwechselnd weiter. Drücken Sie die Luft langsam nach unten bis zur unteren Spitze Ihres Beckens, und bringen Sie sie dann wieder zur oberen Spitze Ihrer Brust.

Atemlektion I ——————————————————————————— **155**

Machen Sie auf diese Weise weiter, langsam und gleichmäßig. Vielleicht bemerken Sie, daß Ihre Hände sich heben und senken oder auf- und abbewegen. Bitte versuchen Sie nicht, die Luft so lange wie möglich anzuhalten.

> Atmen Sie, wenn es nötig ist. Wenn Sie einatmen möchten, unterbrechen Sie einfach die Bewegung, und ruhen Sie sich aus. Versuchen Sie, nicht mehr als fünf oder sechs komplette Bewegungen auszuführen, bevor Sie wieder eine Pause machen und sich ausruhen.
> Das Anhalten des Atems und das Hin- und Herschieben der Luft imitiert einige der Bewegungen, die Sie beim Atmen machen. Auf diese Weise setzen Sie Muskeln ein, die während des Atemzyklus eingesetzt werden können und sollen. Sie bereiten damit gewissermaßen Ihren Oberkörper darauf vor, sich mit Ihrer Atmung zu bewegen.

4. Drehen Sie sich um, und stellen Sie Ihre Hände und Knie auf den Boden, so als ob Sie auf allen vieren gehen wollten. Senken Sie jetzt, ohne Ihre Hände zu bewegen, Ihr 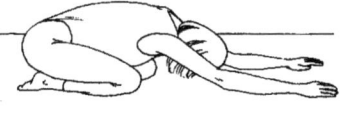 Becken Ihren Füßen entgegen und Ihre Brust dem Boden und Ihren Beinen entgegen. Sie können Ihren Kopf auf den Boden legen und einen Teil Ihrer Brust auf oder zwischen Ihre Oberschenkel legen. Beobachten Sie, wie Sie in dieser Stellung atmen und was in Ihrem Kreuz passiert. Vielleicht haben Sie in dieser Stellung das Gefühl, daß Ihr Rücken sich der Decke entgegenhebt und an den Seiten ausdehnt. Wenn Sie in dieser Stellung tief einatmen, spüren Sie möglicherweise sogar, wie sich Ihr Rücken bis zu Ihren Hüften hin ausdehnt.
Drehen Sie sich wieder auf Ihren Rücken, und ruhen Sie sich aus.

5. Beugen Sie wieder Ihre Knie, ziehen Sie Ihre Füße an sich heran, und stellen Sie sie flach auf den Boden. Legen Sie Ihre Hände auf ihre Taille, so daß Ihr Daumen nach hinten zeigt und Ihre Finger auf den

Seiten Ihres Bauches liegen. Atmen Sie ein, und halten Sie den Atem an. Drücken Sie die Luft nach unten in Ihr Becken. Haben Sie das Gefühl, daß sich Ihr Bauch jetzt in alle Richtungen dehnt und nicht nur zur Decke hin?

Können Sie spüren, wie sich die Entfernung zwischen den Fingern und dem Daumen vergrößert, wenn Sie die Luft in den Bauch drücken? Ziehen Sie jetzt Ihren Bauch ein, und dehnen Sie Ihre Brust. Können Sie spüren, wie Ihr Daumen und Ihre Finger näher zusammenkommen? Bewegen Sie die Luft mehrere Male in Ihrem Oberkörper hin und her, während Sie beobachten, wie Ihr Rücken sich zum Fußboden bewegt und sich dabei gleichzeitig nach vorn und zu den Seiten ausdehnt. Denken Sie daran, die Luft nicht unnötig lange anzuhalten.

Beenden Sie diese Lektion, indem Sie eine Weile normal atmen. Es macht nichts, wenn Ihnen »normales« Atmen im Moment etwas verwirrend vorkommt. Ihre Atmung wird sich durch diese Lektion verändert haben. Beobachten Sie, was anders geworden ist.

2 Atemlektion II

Diese Lektion wird einige Bewegungen aus der vorherigen Lektion wieder aufgreifen. Es empfiehlt sich daher, sie erst durchzuführen, wenn Sie Lektion 1 bereits kennen.

1. Legen Sie sich auf den Rücken, atmen Sie ein, und dehnen Sie nur Ihre Brust aus, während Sie Ihren Bauch zur Wirbelsäule ziehen. Atmen Sie aus, indem Sie Ihre Brust einfallen lassen und Ihren Bauch in alle Richtungen ausdehnen. Atmen Sie für eine Weile auf diese Weise. Achten Sie darauf, daß Sie mit einem normalen Luftvolumen und in einem normalen Rhythmus atmen. Tun Sie so, als wäre diese Art zu atmen ganz selbstverständlich für Sie.

> Für manche ist diese Art der Atmung tatsächlich ganz normal. In bestimmten Situationen ist sie für fast jeden normal. Wenn Sie z. B. mit viel Kraft gegen etwas drücken müssen oder sich sehr plötzlich bewegen, werden Sie vermutlich Ihren Bauch im Ausatmen herausdrücken und die Brust dehnen. Babys atmen oft auf diese Weise. Versuchen Sie, mit einem Gefühl der Leichtigkeit zu atmen, damit Sie sich nicht anstrengen.

2. Halten Sie Ihren Atem an, wenn Sie das nächste Mal einatmen. Spüren Sie, wie sich Ihre Rippen an den Seiten Ihrer Brust ausdehnen. Drücken Sie die Luft nach unten in Ihr Becken und dann hinauf in Ihre Brust wie in Übung 1, nur machen Sie es dieses Mal schneller. Hören Sie mit der Bewegung auf, und atmen Sie eine Weile wie gewohnt.

> Denken Sie daran, daß Sie nicht zu viel Luft einatmen, damit Sie diese Bewegung angenehm ausführen können. Spüren Sie, wie sich Ihr Bauch in alle Richtungen ausdehnt. Achten Sie darauf, die Muskeln in Ihrem Hals nicht anzustrengen. Sie können eine

> Pause machen und ein- oder ausatmen, wann immer Sie wollen, und dann wieder zu dieser Bewegung zurückkehren. Achten Sie vor allem darauf, daß Sie die Bewegung auf eine für Sie angenehme Art ausführen.

3. Drehen Sie sich auf Ihren Bauch, lassen Sie die Beine leicht auseinander, und legen Sie die Hände in die Nähe Ihres Kopfes auf den Boden. Finden Sie eine bequeme Stellung für Ihren Kopf. Spüren Sie, wie die Vorderseite Ihres Körpers auf dem Boden liegt. Atmen Sie

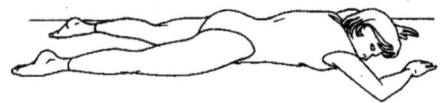

ein, und halten Sie Ihren Atem an. Drücken Sie dann die Luft abwechselnd in Becken und Brust, wie Sie es eben auf dem Rücken getan haben. Ist die Bewegung symmetrisch oder ist auf einer Seite mehr Bewegung?
Ruhen Sie sich aus.

4. Atmen Sie ein, und dehnen Sie nur Ihre Brust aus. Atmen Sie aus, und drücken Sie wieder Ihren Bauch heraus. Versuchen Sie, dabei nur auf der rechten Seite Ihrer Brust einzuatmen, so als wollten Sie die Rippen auf der rechten Seite unabhängig vom Rest des Brustkorbs bewegen. Wenn Sie ausatmen, versuchen Sie, nur den linken Teil Ihres Bauchs auszudehnen. Die Vorderseite Ihres Körpers bewegt sich dabei in einer leichten diagonalen Wiegebewegung.
Ruhen Sie sich aus.

> Führen Sie diese Bewegung bei normaler Geschwindigkeit und mit normalem Luftvolumen aus, aber achten Sie darauf, daß die Druckbewegung gegen den Boden deutlich zu spüren ist.

5. Drehen Sie Ihren Kopf zur anderen Seite. Atmen Sie in die linke Seite Ihrer Brust, und atmen Sie aus, indem Sie die rechte Seite Ihres

Bauches gegen den Boden drücken. Stellen Sie sich vor, wie die Luft sich auf einer diagonalen Linie von Brust zu Bauch bewegt. Fällt Ihnen diese Diagonale leichter?

6. Atmen Sie ein, und halten Sie Ihren Atem an. Bewegen Sie die Luft zwischen Brust und Bauch hin und her, und achten Sie darauf, wie sich Ihr Rücken zur Decke hebt, wenn Sie Ihren Bauch herausdrükken. Achten Sie darauf, ob Ihr Atmen symmetrisch ist, oder ob es Ihnen immer noch auf einer Seite Ihres Brustkorbs oder Ihres Bauches leichter fällt.
Drehen Sie sich auf den Rücken, und ruhen Sie sich aus.

7. Beugen Sie Ihr rechtes Knie, so daß Sie Ihren Fuß aufstellen können. Drehen Sie Ihren Oberkörper etwas nach rechts, damit Ihre rechte Hand den rechten Fuß fassen kann. Legen Sie Ihren linken Arm auf den Boden über Ihrem Kopf. Drehen Sie Ihren Kopf, so daß Sie

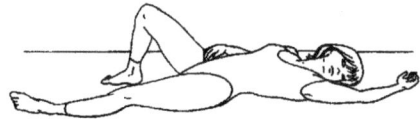

Ihren linken Arm sehen können. Atmen Sie in die Brust ein, und ziehen Sie dabei Ihren Bauch ein. Drücken Sie dann den Bauch beim Ausatmen heraus. Atmen Sie leicht und angenehm, ohne das Atemvolumen zu übertreiben.
Ruhen Sie sich aus.

8. Atmen Sie ein, und halten Sie die Luft an. Bewegen Sie die Luft zwischen Brust und Bauch hin und her.
Ruhen Sie sich aus.

9. Atmen Sie aus, bis nur noch eine kleine Menge an Luft in Ihren Lungen bleibt, und halten Sie dann den Atem an. Bewegen Sie diese kleine Luftmenge zwischen Brust und Becken hin und her.
Ruhen Sie sich aus, und legen Sie Arme und Beine auf den Boden.

Legen Sie sich so hin, daß linke und rechte Körperhälfte symmetrisch sind, und nehmen Sie wahr, ob sich auf einer Seite etwas verändert hat.

10. Beugen Sie Ihr linkes Knie, und stellen Sie den linken Fuß auf. Legen Sie den rechten Arm auf den Boden über Ihren Kopf, drehen Sie den Kopf, so daß Sie den rechten Arm sehen können, und wiederholen Sie die Schritte 7–9 langsam und sorgfältig auf dieser Seite.

Nehmen Sie sich einige Minuten Zeit, um die Unterschiede zwischen den beiden Körperhälften wahrzunehmen und das Gefühl der Weite in Ihrem Körper zu genießen.

3 Atemlektion III

In dieser Lektion werden Sie lernen, Ihren Oberkörper beim Atmen gleichmäßig in alle Richtungen auszudehnen. Sie werden auch lernen, wie Sie Ihr Gleichgewicht und Ihre Haltung verbessern können, indem Sie Ihren Körper beim Atmen gleichmäßig ausdehnen, nicht nur nach vorn oder nur nach hinten. Für manche ist diese Lektion die wichtigste in dem ganzen Buch. Führen Sie diese Lektion erst durch, nachdem Sie sich mit den Atemlektionen I und II vertraut gemacht haben.

1. Legen Sie sich auf den Rücken. Atmen Sie langsam und in vielen kleinen Schritten, so daß Sie viele voneinander klar unterscheidbare Bewegungen in Ihrer Brust und Ihrem Bauch machen, statt die Luft in einem einzigen Atemzug einzuatmen. Spüren Sie auf diese Weise deutlicher, wie Sie Ihren Körper beim Einatmen gebrauchen? Versuchen Sie, einige Minuten lang auf diese Weise zu atmen.
Wie viele verschiedene Schritte können Sie beim Einatmen und Ausatmen machen?
Ruhen Sie sich aus, und atmen Sie wie gewohnt.

2. Drehen Sie sich auf den Bauch, und kommen Sie dann auf alle viere. Ist Ihr Rücken waagerecht, oder biegt er sich zur Decke oder zum Boden?
Atmen Sie in Ihre Brust ein, halten Sie Ihren Atem an, und bewegen Sie die Luft zwischen Brust und Becken hin und her. Was passiert in Ihrem Becken?
Verändert sich die Stellung Ihres Körpers, wenn Sie die Luft hin- und herbewegen?

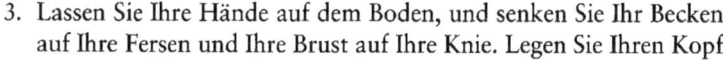

3. Lassen Sie Ihre Hände auf dem Boden, und senken Sie Ihr Becken auf Ihre Fersen und Ihre Brust auf Ihre Knie. Legen Sie Ihren Kopf

auf den Boden. Ruhen Sie sich in dieser Stellung aus. Atmen Sie in die Brust ein, und drücken Sie dann im Ausatmen Ihren Bauch heraus, und spüren Sie, wie sich Ihr Rücken bewegt. Können Sie auch spüren, wie sich die Seiten Ihres Körpers ausdehnen?

4. Atmen Sie normal ein, und halten Sie Ihren Atem an. Bewegen Sie die Luft jetzt langsam und vorsichtig zwischen Ihrem oberen Rücken und Ihrem Kreuz hin und her. Strengen Sie sich dabei nicht an, und versuchen Sie nicht, die Luft besonders lange anzuhalten oder die Bewegung sehr schnell auszuführen.

Führen Sie die Bewegung so langsam aus, daß Sie genau spüren können, wie sich Ihr Rücken bewegt. Ruhen Sie sich auf dem Rücken aus.

5. Drehen Sie sich wieder auf den Bauch, und kommen Sie auf alle viere. Lassen Sie Ihren Bauch hängen, und biegen Sie Ihren Rücken durch. Atmen Sie ein, halten Sie den Atem an, und bewegen Sie die Luft zwischen Brust und Bauch hin und her. Fällt Ihnen das in dieser Stellung leicht oder schwer?

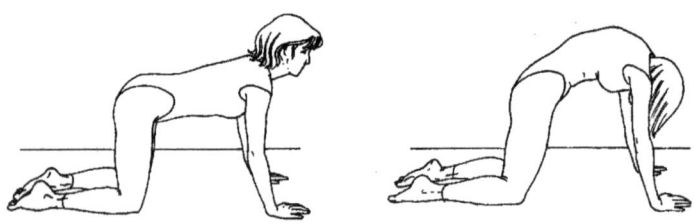

Krümmen Sie Ihren Rücken, so daß er sich zur Decke hebt. Atmen Sie ein, halten Sie den Atem an, und bewegen Sie die Luft wieder zwischen Brust und Bauch hin und her. Fällt Ihnen das leicht oder schwer?
Ruhen Sie sich in einer bequemen Stellung aus.

Atemlektion III

den Sie eine Stellung, in der sich Ihre Wirbelsäule gerade und lang anfühlt, also weder nach oben noch nach unten gebogen ist. Atmen Sie wieder ein, halten Sie Ihren Atem an, und bewegen Sie die Luft zwischen Brust und Bauch hin und her. Stellen Sie sich vor, Ihr Körper sei ein Zylinder, der sich in alle Richtungen gleichmäßig ausdehnt.
Beenden Sie die Bewegung, legen Sie sich auf den Rücken, und ruhen Sie sich aus.

Wenn Sie die Stellung gefunden haben, in der Ihr Rücken Sie unterstützt und Ihre Atmung den Rücken unterstützt, können Sie einfach in die Brust einatmen und aus dem Bauch ausatmen, damit Sie in Ihrem oberen und unteren Rücken die Dehnung genauso deutlich spüren wie in Ihrer Brust und Ihrem Bauch.
Wenn diese Stellung Ihre Handgelenke zu stark belastet, können Sie sich ausruhen und nach einer kurzen Pause wieder weitermachen. Achten Sie vor allem darauf, wie Ihre Haltung durch Ihre Atmung verbessert und Ihre Atmung durch Ihre Haltung unterstützt werden kann.

7. Drehen Sie sich auf Ihre linke Seite, und stützen Sie sich auf Ihren Ellbogen, so daß der Ellbogen genau unter Ihrer Schulter liegt. Legen Sie Ihre linke Hand auf den Boden. Beugen Sie Ihre Hüfte und Ihre Knie, indem Sie die Beine leicht zu sich heranziehen. Atmen Sie ein, halten Sie Ihren Atem an, und bewegen Sie wieder die Luft zwischen Becken und Brust hin und her. Können Sie spüren, wie sich Ihre rechte Hüfte von Ihnen fort bewegt und die linke Seite Ihrer Taille sich vom Boden hebt, wenn Sie die Luft in das Becken drücken?
Ruhen Sie sich auf dem Rücken aus.

Spüren Sie, wie Sie Ihre Hüfte von sich fort und auf sich zu bewegen können, indem Sie die Luft in Ihrem Körper auf- und abbewegen. Wenn sich Ihr Becken wenig bewegt, dann übertreiben Sie die Bewegung gezielt. Sie können Ihre rechte Hand auf die Hüfte legen, um besser zu fühlen, wie sie sich auf- und abbewegt.

8. Wiederholen Sie den Schritt Nr. 7 auf der rechten Seite, indem Sie sich auf dem rechten Ellbogen aufstützen. Ruhen Sie sich auf dem Rücken aus.

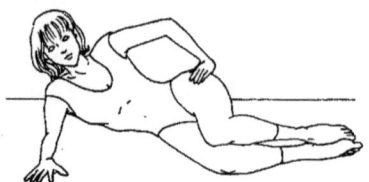

9. Setzen Sie sich im Schneidersitz hin. Umarmen Sie sich selbst, indem Sie Ihre Arme überkreuzen und Ihre Hände auf die Schultern legen. Lassen Sie Kopf und Oberkörper nach unten hängen. Atmen Sie tief ein, und spüren Sie die Dehnung in Ihrem Rücken. Spüren Sie, wie sich mit jedem Einatmen Ihr Körper leicht hebt, so als würde Ihr Atmen den Rücken aufrichten.
Ruhen Sie sich aus.

10. Stehen Sie auf, und spüren Sie, wie Ihre Füße auf dem Boden stehen. Nehmen Sie wahr, wie sich Ihr Rücken mit Ihrer Atmung bewegt, wenn Sie stehen.

Idealerweise sollten wir uns beim Atmen in alle Richtungen gleichmäßig ausdehnen, nicht nur nach vorn und nach hinten, weil so durch unsere Atmung unser Gleichgewicht beeinträchtigt wird. Können Sie spüren, wie Ihr Rücken und Ihre Atmung zusammenarbeiten, um Ihre Haltung zu unterstützen? Gehen Sie etwas umher, und nutzen Sie die in dieser Lektion gewonnene Bewußtheit, so oft Sie können, in Ihrem Alltag.

7. Kapitel
Lektionen zur Verbesserung der Körperkoordination

Körperlicher und seelischer Streß sind häufige Begleiterscheinungen unseres Alltags. Viele versuchen mit Alkohol, Drogen oder zwanghaften Verhaltensweisen die Spannungen abzubauen, die sich im Laufe des Tages ansammeln. In diesem Kapitel werden Sie eine Reihe von Lektionen finden, die Ihnen nicht nur helfen, Streß schnell abzubauen, sondern Ihnen auch ein Gefühl von Wohlbefinden und tiefer Entspannung geben.

Wir denken selten daran, die Bewegungen unseres Körpers zu nutzen, um uns körperlich und mental zu entspannen. Doch unser Körper kann nicht nur Streß und Anspannung ansammeln, sondern auch Wohlbefinden und Entspannung. Einige Lektionen zeigen Ihnen, wie Sie verspannte Muskelgruppen entspannen, andere zeigen Ihnen, wie Sie Ihren Körper auf dem Boden bewegen, um die gleiche Wirkung zu erreichen wie nach einer guten Massage. Wieder andere zeigen Ihnen, wie Sie Muskelspannungen an Ihren Gelenken auflösen können, die Streß so unangenehm und sogar schmerzhaft machen können. Nutzen Sie die Lektionen in diesem Kapitel täglich, sobald Sie von der Arbeit nach Hause kommen, oder während des Tages nach einer anstrengenden Tätigkeit. Die Lektionen sind auch sinnvoll vor dem Zubettgehen, um sich vor dem Schlafen möglichst tief zu entspannen, oder morgens nach dem Aufstehen, um sich auf einen langen Tag vorzubereiten.

Sie können diese Lektionen ausführen, wann immer Sie wollen. Es gibt keine Nebenwirkungen, außer körperlichem Vergnügen und Wohlbefinden.

1 Entspannte Hüften

In dieser Lektion werden Sie lernen, auf bequeme und angenehme Art die Anspannung auf der Innenseite Ihrer Schenkel und in den Muskeln um Ihre Hüftgelenke herum zu lösen.

1. Legen Sie sich auf den Rücken, und strecken Sie Arme und Beine aus. Spüren Sie den Druck auf Ihren Fersen, und achten Sie darauf, ob Sie einen Unterschied im Druck spüren können, mit dem die rechte und die linke Ferse auf dem Boden aufliegen. Nehmen Sie den Druck auf die Wadenmuskeln wahr. Können Sie mit dieser Information entscheiden, welches Ihrer Beine stärker zur Decke und welches mehr zur Seite gerichtet ist?
   Lassen Sie Ihre Beine entspannt, versuchen Sie nicht, sie auf irgendeine besondere Weise zu halten.

2. Drehen Sie jetzt sehr behutsam Ihr rechtes Bein weiter nach rechts, wodurch Ihr Knie leicht gebeugt wird.
   Der Außenrist Ihres rechten Fußes beginnt auf dem Boden auf Sie zuzurutschen. Lassen Sie den Fuß auf dem gleichen Weg wieder zurückgleiten. Wiederholen Sie die Bewegung mehrere Male sehr langsam, und finden Sie den Weg, auf dem Sie dem geringsten Widerstand begegnen und sich am wenigsten anstrengen müssen, um den rechten Fuß auf dem Boden auf- und abzubewegen.
   Ruhen Sie sich aus, wenn Sie Ihren Fuß mehrere Male auf dem Boden auf- und abbewegt haben, und neh-

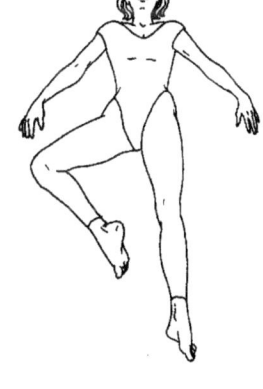

men Sie wahr, was sich in der Art und Weise verändert hat, in der das Bein jetzt auf dem Boden liegt. Ist das Bein jetzt weicher? Zeigt

es jetzt in eine andere Richtung als vorhin? Fühlt sich Ihre Hüfte weicher an?
Vielleicht können Sie sogar spüren, daß Ihr Kreuz auf der rechten Seite dichter an den Boden herangekommen ist.

> Achten Sie darauf, daß Sie keine Arbeit leisten müssen, um Ihr Knie zu halten, während Sie den rechten Fuß auf- und abbewegen. Ziehen Sie von Zeit zu Zeit den Fuß an sich heran, und ruhen Sie sich in dieser Position aus, um die Muskeln in der Innenseite Ihrer Oberschenkel zu entspannen.
> Viele überanstrengen die Muskeln auf der Innen- und Außenseite ihrer Schenkel, weil sie für solche einfachen Bewegungen wie das Beugen und Strecken der Hüfte oder des Knies zu viele Muskeln einsetzen, die gegeneinander arbeiten. Je mehr unnötige Arbeit Sie mit Ihren Muskeln leisten, um so schwieriger und anstrengender wird es, das Bein zu bewegen. Achten Sie also darauf, die Muskeln auf der Innenseite des Beines zu entspannen, wenn Sie diese Bewegung ausführen.

3. Führen Sie die Erkundung dieser weichen und langsamen Bewegung auf der linken Seite durch. Fällt es Ihnen schwerer oder leichter als auf der rechten Seite?
Achten Sie darauf, ob Ihre Augen oder Ihr Kopf sich nach links drehen, wenn Sie den Fuß auf- und abbewegen.
Ruhen Sie sich aus, und spüren Sie das Gefühl von Weite in Ihrem Becken und von Entspannung in Ihren Beinen.

4. Drehen Sie beide Beine nach außen, so daß sich die Knie leicht beugen, und gleiten Sie mit beiden Füßen gleichzeitig nach oben und zu sich heran. Spüren Sie, während Sie Ihre Füße auf diese Weise langsam und sanft auf- und abbewegen, was Ihr Rücken und Ihr Becken tun, um die Bewegung zu unterstützen.

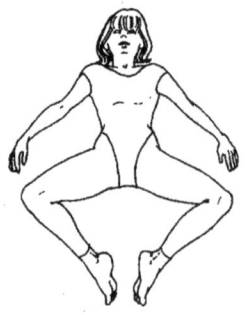

Entspannte Hüften — **169**

> Lassen Sie ungefähr dreißig Zentimeter Abstand zwischen Ihren Füßen, wenn Sie sie an sich heranziehen.

5. Ruhen Sie sich aus, indem Sie Ihre Arme oberhalb Ihres Kopfes auf den Boden legen und die Ellbogen leicht beugen. Bewegen Sie wieder die Außenriste Ihrer Füße zu sich heran, und lassen Sie die Knie dabei nach außen zeigen. Atmen Sie tief und entspannt, und lassen Sie Ihren Kopf leicht von links nach rechts rollen.

   Ruhen Sie sich in dieser Stellung aus. Füße angezogen, Knie und Arme geöffnet, und spüren Sie, wie angenehm es ist, wie ein Baby auf dem Boden zu liegen. Lassen Sie Ihre Rippen beim Atmen auseinandergehen.

2 Die Entspannungsrolle

Das Rollen auf dem Boden ist einer der angenehmsten Wege, um den Körper zu entspannen. Es verbessert nicht nur unsere Koordination, indem es Arme und Beine mit dem Oberkörper integriert, es ist darüber hinaus eine einfache und praktische Möglichkeit, sich selbst eine Massage zu geben.

1. Legen Sie sich auf den Rücken, strecken Sie die Beine aus, und legen Sie Ihre Arme oberhalb des Kopfes auf den Boden. Nehmen Sie sich etwas Zeit, um wahrzunehmen, wie Ihr Körper auf dem Boden liegt.

2. Gleiten Sie mit Handrücken und Beinen gleichzeitig auf dem Boden nach links. Lassen Sie Ihren Kopf und Ihr Becken an der Bewegung teilnehmen und sich nach links drehen.
Ruhen Sie sich kurz auf Ihrer linken Seite aus.

3. Lassen Sie Ihre Beine und Arme auf dem Boden, während Sie Ihre Arme in einem langen, faulen Bogen über Ihren Kopf bringen und Ihre Beine langmachen und so wieder auf Ihrem Rücken zu liegen kommen.

Wenn Sie mit Ihren Armen und Beinen nach links gleiten, brauchen Sie nur Ihre Beine an den Hüften etwas nach links zu drehen, damit der Außenrist des linken Fußes und der Innenrist des rechten Fußes auf dem Boden gleiten können. Spüren Sie den Druck Ihres Körpers auf dem Boden, während Sie sich auf diese Weise langsam nach links drehen.
Wenn Sie zurückkommen, sollten Ihre Hände sich in einem weiten Bogen über Ihrem Kopf bewegen, während Sie die Beine

gleichzeitig strecken. Ruhen Sie sich auf dem Rücken aus, machen Sie Arme und Beine lang, und spüren Sie den Unterschied zwischen den beiden Hälften Ihres Körpers.

4. Bringen Sie Ihre Arme und Beine nach rechts, und rollen Sie auf Ihre rechte Seite. Genauso wie Sie es auf der linken Seite getan haben. Welche Seite fühlt sich besser koordiniert an?

   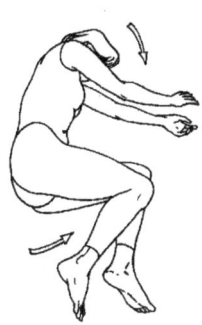

   Strecken Sie Ihre Arme neben sich aus, und machen Sie eine Pause.
   Lassen Sie Ihre Arme wieder auf dem Boden oberhalb Ihres Kopfes ruhen, und gleiten Sie dann mit Armen und Beinen von einer Seite zur anderen, und rollen Sie auf diese Weise von rechts nach links.
   Ruhen Sie sich aus, genießen Sie das Wohlgefühl in Ihrem Körper und Ihren besseren Kontakt zum Boden. Stehen Sie sehr langsam auf, und gehen Sie etwas umher.

Wenn es Ihnen schwerfällt zu atmen oder Sie sich steif fühlen, während Sie diese Lektion ausführen, sollten Sie Ihre Aufmerksamkeit darauf richten, Ihren Körper weicher zu machen und zu entspannen, damit Sie mit weniger Anstrengung auskommen.

3 Die Bauchrolle

Die Bauchrolle ist eine schöne Erweiterung der Bewegungen der »Entspannungsrolle« in Lektion 2. Wenn es geht, sollten Sie diese beiden Lektionen unmittelbar nacheinander ausführen.

1. Legen Sie sich auf den Bauch, spreizen Sie Ihre Beine leicht, und legen Sie Ihre Arme auf den Boden oberhalb Ihres Kopfes. Heben Sie Ihre linke Hüfte vom Boden, und rollen Sie langsam auf Ihre rechte Hüfte. Sie werden dabei merken, wie sich Ihr linkes Knie und Ihr linker Ellbogen leicht beugen und die linke Hand und der linke Fuß näher zusammenkommen.
Wiederholen Sie diese Bewegung mehrmals, und ruhen Sie sich aus.

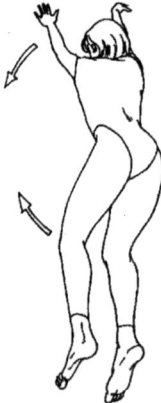 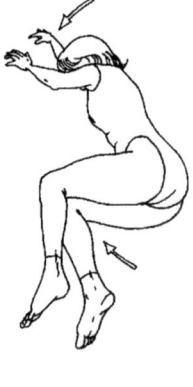

2. Heben Sie wieder Ihre linke Hüfte, und gleiten Sie mit Ihrem rechten Arm auf dem Boden unter Ihrem Kopf durch, um sich weiter auf die rechte Seite zu drehen. Wenn Sie Ihr rechtes Knie und Ihren rechten Fuß unter Ihr linkes Bein schieben, werden Sie auf Ihrer rechten Seite zu liegen kommen: Hüfte und Knie leicht gebeugt und beide Arme ausgestreckt vor Ihnen.

Die Bauchrolle

3. Spüren Sie, wie Ihre Hände und Füße sich auf dem Boden voneinander lösen, wenn Sie Ihren rechten Arm unter dem Kopf hindurchziehen, um wieder auf Ihrem Bauch zu liegen zu kommen. Strecken Sie Ihre Arme und Beine aus, wenn Sie wieder auf dem Bauch liegen.

4. Üben Sie mehrere Male die Koordination und das Timing dieser Bewegung, bei der Sie Ihre linke Hüfte heben, den rechten Arm in einem großen Bogen unter dem Kopf durchziehen und Ihre Beine anziehen, um auf Ihre rechte Seite zu rollen. Spüren Sie, wie sich Arme, Beine und Oberkörper gleichzeitig bewegen, wenn Sie wieder auf den Bauch rollen.

> Wenn diese Bewegung Sie anstrengt und der Reibungswiderstand des Bodens Ihnen zu hoch erscheint, versuchen Sie, die Bewegungen von Becken, Armen, Händen, Beinen und Füßen zu integrieren. Vielleicht müssen Sie das Timing, nach dem Sie die verschiedenen Teile Ihres Körpers bewegen, leicht verändern. Sie werden mit dieser Bewegung schließlich leicht und mühelos auf Ihre Seite und wieder zurück auf Ihren Bauch rollen können. Doch dafür müssen Sie zunächst Ihre Wahrnehmung verfeinern und Ihre Aufmerksamkeit und Bewußtheit erhöhen.

5. Rollen Sie mit der gleichen Bewegung auf Ihre linke Seite und wieder zurück auf Ihren Bauch. Fällt Ihnen die Bewegung auf dieser Seite leichter?
Ruhen Sie sich auf Ihrem Rücken aus. Nehmen Sie Ihre Atmung und das Wohlgefühl in Ihrem Körper wahr.

6. Drehen Sie sich wieder auf Ihren Bauch, und streichen Sie mit Ihren Armen in einem großen Bogen über dem Boden und wieder zurück, um von einer Seite über die Bauchlage auf die andere Seite zu kommen. Machen Sie die Bewegung so angenehm wie möglich.
Drehen Sie sich auf den Rücken, ruhen Sie sich aus, und genießen Sie dieses Gefühl.

4 Lockern der Kniesehnen, Teil I

Die Sehnen, die am Knie ansetzen, sind wichtig, weil sie die Knie beugen und im Gehen das Bein am Knie zurückziehen. Darüber hinaus strecken sie auch die Hüften und die Glutealmuskeln im Gesäß. Sie tragen dazu bei, unsere Knie zu stabilisieren, wenn wir uns mit den Füßen abdrücken, wie z. B. beim Springen. Da wir diese Sehnen sehr häufig benutzen, verkürzen und versteifen sie sich mit der Zeit. In dieser Lektion werden Sie lernen, wie Sie Ihre Kniesehnen auf angenehme und bequeme Weise verlängern können.

1. Legen Sie sich auf den Rücken, machen Sie Ihre Beine lang, und spüren Sie, wie hoch die Rückseite Ihrer Beine über dem Boden liegt. Je stärker Ihre Kniesehnen angespannt sind, um so höher werden Ihre Beine liegen. Es mag sein, daß sich Ihre Beine verschieden anfühlen.

2. Drehen Sie sich auf eine Seite, und setzen Sie sich auf. Legen Sie Ihr linkes Bein hinter sich und Ihr rechtes Bein gerade ausgestreckt vor sich. Legen Sie Ihr linkes Bein so, daß es für Sie bequem ist und das linke Knie nach vorn zeigt. Wenn diese Stellung Ihnen unangenehm ist, können Sie den linken Fuß in den Schritt legen, so daß das linke Knie zur Seite zeigt. Wenn Sie möchten, können Sie sich auf Ihre rechte Hand stützen.

3. Legen Sie Ihre linke Hand auf die Außenseite Ihres rechten Oberschenkels, und massieren Sie Ihr rechtes Bein, indem Sie mit Ihren Händen über die Muskeln streichen, sie reiben und leicht kneten. Massieren Sie mit langen, langsamen Bewegungen auf Ihren Knöchel zu.

Spüren Sie die Form und Beschaffenheit Ihres Beines, so als würden Sie es zum ersten Mal fühlen. Machen Sie lange, gleichmäßige Massagebewegungen zum Knöchel hin und wieder zurück zur Hüfte. Es ist nicht so wichtig, wie weit Sie kommen. Achten Sie darauf, daß es leichter wird, wenn Sie Ihre Schultern entspannen und Ihren Körper dabei etwas nach rechts drehen.

4. Strecken Sie wieder Ihr rechtes Bein mit gestrecktem Knie vor sich aus. Legen Sie das Bein dieses Mal in einem anderen Winkel zu Ihrem Oberkörper auf den Boden. Massieren Sie die Innenseite Ihres rechten Beines mit Ihrer linken Hand, und spüren Sie, wie Sie auf Ihrem Becken hin- und herschaukeln, wenn Sie mit Ihrer linken Schulter und Ihrem Kopf nach vorne greifen. Es spielt keine Rolle, ob Sie bis zu Ihrem Fuß oder nur bis zum Knie kommen. Beugen Sie Ihr Knie, wann immer Sie möchten, damit das rechte Bein weich und entspannt bleibt und sich leicht auf Ihr Massieren einstellen kann. Beobachten Sie, ob Sie einen Teil Ihres Fußes massieren oder mit Ihren Zehen spielen können. Beugen Sie das Knie dabei leicht, um die Bewegung zu unterstützen.
Ruhen Sie sich auf Ihrem Rücken aus, und spüren Sie den Unterschied zwischen den beiden Beinen.

5. Drehen Sie sich zur Seite, und setzen Sie sich wieder auf. Legen Sie dieses Mal das rechte Bein hinter sich und das linke Bein gerade vor sich, also in der gleichen – wenn auch spiegelbildlich verdrehten – Stellung wie vorher. Stützen Sie sich mit Ihrer linken Hand auf dem Boden ab, und massieren Sie Ihr linkes Bein mit Ihrer rechten Hand.
Ruhen Sie sich auf dem Rücken aus, und nehmen Sie die Veränderungen in Ihrem Körper wahr.

Sie werden jetzt mehr Gewicht auf Ihrer linken Hüfte spüren. Wenn Ihnen diese Stellung unbequem ist, können Sie Ihren rechten Fuß in den Schritt legen, so daß das rechte Knie zur Seite zeigt. Entspannen Sie Ihren Hals und Ihren Kopf, während Sie sich auf Ihren Fuß zu und von ihm fort bewegen. Beugen Sie

> von Zeit zu Zeit Ihr linkes Knie, und spielen Sie mit Ihren
> Zehen.
> Vielleicht haben Sie sich noch nie vorher die Zeit genommen,
> Ihre Beine zu massieren. Wir wissen oft sehr wenig über unseren
> Körper, bis wir Schmerzen haben oder etwas nicht mehr funktio-
> niert. Erst dann nehmen wir uns die Zeit, uns ausführlicher da-
> mit zu befassen.

6. Setzen Sie sich wieder hin, und legen Sie beide Hände hinter sich, so daß Sie sich bequem darauf stützen können. Strecken Sie Ihre Beine vor sich aus. Spreizen Sie Ihre Beine, und bringen Sie sie wieder zusammen, so als würden Sie eine Schere öffnen und schließen.

   Wiederholen Sie diese Bewegung mehrere Male. Lassen Sie die Beine dann gespreizt auf dem Boden liegen. Legen Sie beide Hände auf Ihr rechtes Bein in Nähe der Hüfte, und beginnen Sie das Bein in langen, leichten Bewegungen nach unten zu massieren. Atmen Sie gleichmäßig weiter, während Sie das Bein immer näher zum Fuß hin massieren.

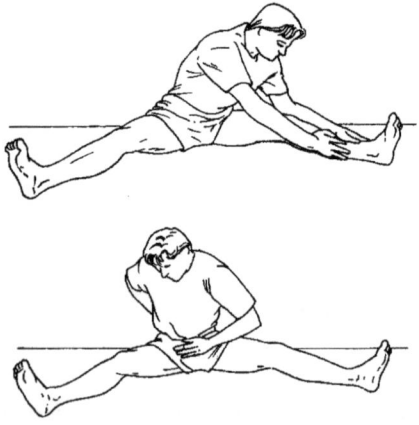

7. Wenn Ihre Hände wieder auf Ihrer Hüfte liegen, bringen Sie sie über Bauch und Rücken auf die linke Hüfte, und beginnen Sie, das linke Bein zu massieren. Stellen Sie sich vor, Sie seien ein Bildhauer und

würden durch die Massage Ihre Beine formen. Bringen Sie Ihre Hände über Bauch und Rücken, wenn Sie von einem Bein zum anderen wechseln, als würden Sie die Verbindung zwischen Ihren Beinen und Ihrem Oberkörper formen. Machen Sie weiche, gleichmäßige Bewegungen.

Ruhen Sie sich auf Ihrem Rücken aus, und spüren Sie, wieviel näher Ihre Beine und Ihr Rücken auf dem Boden liegen.

Entspannen Sie Kopf, Hals und Schultern, während Sie massieren. Lassen Sie Ihr Becken auf dem Boden von einer Seite auf die andere rollen. Verändern Sie von Zeit zu Zeit Ihre Fußstellung, indem Sie Ihre Füße an sich heranziehen und dann wieder die Knie strecken. Ihre Aufgabe bei der Lektion ist es vor allem, die Bewegung angenehm und genußvoll zu machen. Beugen Sie von Zeit zu Zeit Ihre Knie, um die Anstrengung zu verringern.

5 Lockern der Kniesehnen, Teil II

In dieser Lektion werden Sie einen anderen Weg kennenlernen, um die Muskeln auf der Rückseite Ihrer Beine und die Streckmuskeln in Rücken und Hüften zu dehnen.

1. Legen Sie sich auf den Rücken, und spüren Sie, wie Ihr Rücken auf dem Boden liegt. Welche Seite Ihres Kreuzes ist weiter vom Boden entfernt?
Was liegt höher, die Kniekehlen oder Ihr Kreuz? Finden Sie das heraus, ohne Ihre Hände zu benutzen.

2. Setzen Sie sich auf, ziehen Sie Ihre Knie an die Brust, und stellen Sie Ihre Fußsohlen auf den Boden. Halten Sie mit Ihrer rechten Hand die Außenseite Ihres rechten Fußes. Greifen Sie so, daß der Daumen neben den anderen Fingern liegt. Stützen Sie Ihre andere Hand dort auf dem Boden auf, wo es für Sie am bequemsten ist. Wenn Sie möchten, können Sie auch Ihr linkes Knie damit greifen.
Machen Sie es sich in dieser Stellung bequem. Achten Sie darauf, daß Ihr rechtes Knie von Ihrem rechten Arm umschlossen ist; Ihr rechter Arm liegt also nicht zwischen den Beinen, sondern greift den Fuß von außen.

3. Legen Sie Ihr Gesicht auf das rechte Knie, und reiben Sie Ihr Gesicht an Ihrem Knie, so als würden Sie sich mit dem Knie waschen. Berühren Sie Ihr Knie mit Kinn, beiden Wangen und Ihrer Stirn.

> Wenn Ihnen diese Stellung unbequem ist, können Sie Ihr gebeugtes linkes Knie zur Seite kippen lassen.

Lockern der Kniesehnen, Teil II

4. Lassen Sie Ihre Stirn auf dem Knie, greifen Sie weiter Ihren rechten Fuß, gleiten Sie mit Ihrer rechten Ferse von sich fort, bis Ihr Knie gestreckt ist. Gehen Sie nur soweit, bis sich die Stirn vom Knie zu lösen beginnt. Kommen Sie wieder hoch, und wiederholen Sie diese Bewegung mehrere Male. Ruhen Sie sich auf dem Rücken aus.

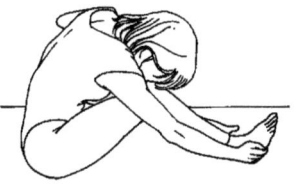

Schauen Sie, wie lange Ihr Kopf auf Ihrem Knie bleiben kann, und was der Grund dafür ist, daß er sich schließlich vom Knie löst. Spüren Sie, wie Ihr Becken vor- und zurückrollt, wenn Sie den Fuß über den Boden gleiten lassen.

5. Setzen Sie sich wieder auf die gleiche Weise hin. Halten Sie mit der rechten Hand den Außenrist Ihres rechten Fußes, und legen Sie Ihr Kinn auf das rechte Knie. Gleiten Sie mit dem Fuß wieder hin und her, auf sich zu und von sich fort. Spüren Sie einen Unterschied in Ihrem Rücken, wenn Ihr Kinn statt Ihrer Stirn auf dem Knie liegt? Machen Sie eine Pause.
Legen Sie jetzt eine Wange auf Ihr Knie, und schieben Sie weiter Ihren Fuß auf dem Boden vor und zurück. Ist die Bewegung leichter, wenn die rechte oder die linke Wange auf dem Knie liegt?
Ruhen Sie sich auf dem Rücken aus, und spüren Sie die Unterschiede zwischen den Kniekehlen, Kniesehnen und den beiden Seiten des Kreuzes. Vielleicht ist die rechte Seite Ihres Kreuzes näher auf dem Boden als die linke Seite. Können Sie den Unterschied spüren?

Können Sie spüren, wie Sie Ihren Rücken gebrauchen, um den Fuß vor- und zurückzuschieben? Merken Sie sich, wo sich Ihr Gesicht und Knie voneinander lösen, wenn Sie das Bein strecken, und merken Sie sich, was Sie tun müssen, um das Bein zurückzuziehen.

6. Setzen Sie sich wieder hin, und halten Sie mit Ihrer linken Hand den Außenrist Ihres linken Fußes. Lesen Sie die Anweisungen für den Schritt Nr. 2 sorgfältig, da Sie sich auf die gleiche Weise, nur spiegelverkehrt, hinsetzen werden. Wiederholen Sie die Anweisungen Nr. 2 bis 5 auf der linken Seite. Welche Seite fällt Ihnen leichter?
Ruhen Sie sich wieder auf dem Rücken aus, und nehmen Sie wahr, ob Ihr Rücken jetzt flacher geworden ist.

7. Setzen Sie sich wieder auf den Boden, und ziehen Sie die Knie an Ihre Brust. Halten Sie mit Ihrer rechten Hand den Außenrist Ihres rechten Fußes und mit Ihrer linken Hand den Außenrist Ihres linken Fußes. Ihre Knie stehen zwischen Ihren Armen. 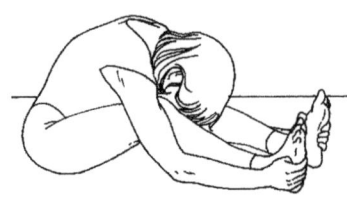 Legen Sie den Kopf auf beide Knie. Die Einbuchtung zwischen beiden Knien eignet sich sehr gut, um Ihre Stirn oder Nase dort aufzulegen. Wenn es Ihnen zu unbequem ist, den Kopf auf die Knie aufzulegen, können Sie ihn einfach auf die Brust hängen lassen.
Drücken Sie beide Füße von sich fort, und gleiten Sie mit den Fersen auf dem Boden. Lassen Sie Ihren Kopf, solange es geht, auf den Knien, und kommen Sie wieder hoch.
Ruhen Sie sich auf Ihrem Rücken aus, und spüren Sie, ob Ihre Wirbelsäule und Beine jetzt dichter am Boden sind.

> Diese Bewegung stellt eine Herausforderung für Ihren Rücken dar. Bewegen Sie sich also langsam vor und zurück und nur so weit nach vorn, daß Sie ohne Anstrengung Ihre Füße wieder zurückziehen können. Spüren Sie, daß Ihre Atmung während der Bewegung leicht und gleichmäßig bleiben kann.
> Wenn Sie ein leichtes unangenehmes Ziehen im Rücken verspüren, brauchen Sie nur die Knie kurz über Ihre Brust zu ziehen, und es wird sofort verschwinden. Sie können auch Teile der Lektionen 1–3 wiederholen, um die Anspannung dort aufzulösen. Dieses Ziehen kommt daher, daß die Muskeln jetzt länger sind,

Lockern der Kniesehnen, Teil II

als Sie es gewohnt waren. Es verschwindet, sobald Ihnen diese Lektion vertraut geworden ist und Ihr Muskeltonus sich an die neue Muskellänge angepaßt hat.

8. Setzen Sie sich wieder hin, legen Sie Ihre Arme zwischen Ihre Knie, und greifen Sie die Außenriste Ihrer Füße. Ziehen Sie Ihre Füße nah an sich heran, und lassen Sie Ihre Knie nach außen kippen. Atmen Sie leicht, und entspannen Sie Ihre Schultern. Während Sie weiter die Außenriste 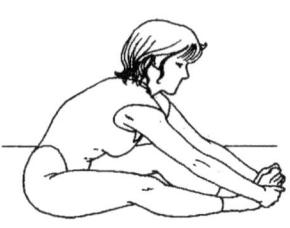 Ihrer Füße festhalten, können Sie nun beginnen, sie von sich fortzuschieben, bis die Knie gestreckt sind. Ziehen Sie sie dann wieder an sich heran.

Ruhen Sie sich auf dem Rücken aus. Spüren Sie den Unterschied in Ihrem Körper, wenn Sie jetzt stehen und gehen.

6 Dehnungsmassage

Massage ist ein beliebtes Mittel, um Verspannungen aufzulösen und Streß zu reduzieren. Sie werden die gleiche tiefe Entspannung selbständig erreichen können, wenn Sie lernen, wie Sie Ihre Hände auf Ihrem Körper gebrauchen können, während Sie die Bewegungen aus dieser Lektion ausführen. Es mag sein, daß Sie das wirkungsvoller finden werden als manche der Geräte, mit denen Muskeln geknetet und geschüttelt werden.

1. Legen Sie sich auf den Rücken, und strecken Sie Arme und Beine aus. Schließen Sie Ihre Augen, damit Sie besser spüren können, welche Stellen Ihres Rückens auf dem Boden aufliegen. Das Druckmuster Ihres Rückens auf dem Boden ist genauso charakteristisch für Sie wie Ihre Fingerabdrücke. Nehmen Sie wahr, wie sich dieser Rückenabdruck während der Lektion verändert.

2. Beugen Sie Ihr linkes Knie, und stellen Sie den linken Fuß auf den Boden. Drücken Sie jetzt langsam durch den linken Fuß, so daß Ihr Gewicht auf die rechte Hüfte rollt und die linke Seite des Beckens sich hebt. Lassen Sie Ihr linkes Knie senkrecht. Achten Sie darauf, ob Sie Veränderungen in Ihren linken Rippen und Ihrem linken Arm spüren.
Die Feldenkrais-Methode ist ein Prozeß der Entdeckung und Exploration. Finden Sie den Platz auf dem Boden, wo Sie am leichtesten mit Ihrem linken Fuß drücken können. Lassen Sie Ihr rechtes Bein entspannt, während das linke Bein drückt.
Legen Sie die Arme neben sich, machen Sie Ihre Beine lang, und ruhen Sie sich aus. Nehmen Sie wahr, ob sich das Druckmuster Ihres Körpers auf dem Boden verändert hat.

3. Legen Sie Ihre Arme weit auseinander auf den Boden oberhalb Ihres Kopfes. Spreizen Sie die Beine auf dem Boden, so daß Sie von oben betrachtet ein großes »X« auf dem Boden bilden. Ziehen Sie

Ihr linkes Knie an sich heran, und
stellen Sie Ihren Fuß flach auf den
Boden. Massieren Sie mit Ihrer linken Hand Ihre rechte Schulter,
und gehen Sie von dort aus den
Arm entlang nach außen bis zu
Ihrer Hand. Drücken Sie durch
den linken Fuß, damit Sie Ihre
rechte Hand leichter erreichen
können. Massieren Sie auf und ab:
Brust, Schulter, Ellbogen, Hand
und Daumen. Gehen Sie in langen,
langsamen Zügen mehrere Male auf und ab.

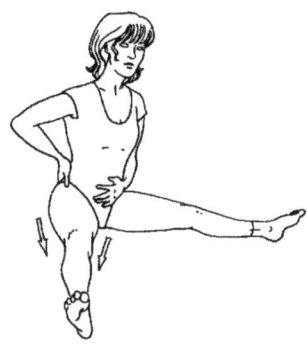

Legen Sie sich flach auf den Boden, ruhen Sie sich aus, und nehmen
Sie den Abdruck wahr, den Ihr Körper auf dem Boden macht.

4. Strecken Sie Ihre Arme zur Seite hin aus, so daß die Handrücken
   über Ihrem Kopf liegen. Beugen Sie Ihr rechtes Knie, und stellen Sie
   den rechten Fuß auf den Boden. Drücken Sie durch den rechten Fuß,
   so daß Ihr Gewicht auf die linke Hüfte rollt. Halten Sie das rechte
   Knie ruhig, während Sie drücken. Finden Sie für Ihren Fuß die Stelle
   auf dem Boden, wo der Druck am effektivsten ist. Rollen Sie leicht
   und ohne Anstrengung vor und zurück, und lassen Sie Ihren Kopf
   der Bewegung folgen. Strecken Sie Arme und Beine aus, und nehmen Sie alle Veränderungen in dem Druckmuster Ihres Körpers auf
   dem Boden wahr.

5. Strecken Sie Ihre Arme wieder zur Seite hin aus, und legen Sie Ihre
   Handrücken auf den Boden, so daß Sie ein »X« bilden. Beugen Sie
   Ihr rechtes Knie, und stellen Sie den rechten Fuß auf den Boden.
   Legen Sie Ihre rechte Hand auf die linke Schulter. Massieren Sie
   sanft Ihre Schulter und den linken Arm bis zur Hand und wieder
   hinauf. Wenn Sie weiter den Körper hinuntermassieren wollen,
   können Sie den rechten Fuß auf den Boden drücken und den Kopf
   der Bewegung folgen lassen. Machen Sie lange, weiche Streichbewegungen den Arm auf und ab, und lassen Sie Ihre rechte Hüfte vom
   Boden hochkommen, um der Bewegung zu folgen. Achten Sie dar-

auf, daß die linke Seite des Körpers sich nicht bewegt und entspannt ist. Vergessen Sie nicht, den linken Daumen in die Massage mit einzubeziehen.

Strecken Sie Arme und Beine aus, machen Sie eine Pause, und nehmen Sie die Veränderungen im Druckmuster Ihres Körpers auf dem Boden wahr.

6. Setzen Sie sich langsam auf, strecken Sie die Beine leicht gespreizt vor sich aus. Legen Sie Ihre rechte Hand hinter Ihren Rücken, damit Sie sich darauf aufstützen können, und die linke Hand in die Falte zwischen rechtem Bein und Oberkörper. Massieren Sie die Innen- und Außenseite des Beines, und lassen Sie den Rest Ihres Körpers dabei entspannt, um die Bewegung zu erleichtern. Sie können das Massieren am Bein hinab leichter machen, indem Sie einige Handtücher unter Ihr Becken legen, um sich etwas höher zu lagern. Beugen Sie Ihr rechtes Knie leicht, damit Sie bis zum Fuß massieren und sogar die Zehen einschließen können, wenn das für Sie angenehm ist. Versuchen Sie, von der Hüfte aus so weit das rechte Bein hinunter zu massieren, wie es ohne Anstrengung geht.

Ruhen Sie sich auf dem Rücken aus, und nehmen Sie alle Veränderungen in der Art und Weise wahr, in der Sie jetzt auf dem Boden liegen.

7. Setzen Sie sich wieder hin, und massieren Sie jetzt Ihr linkes Bein mit Ihrer rechten Hand.

8. Bleiben Sie weiter sitzen, und legen Sie Ihre rechte Handfläche auf Ihren Bauch und Ihre linke Handfläche auf Ihr Kreuz. Massieren Sie mit beiden Händen das linke Bein auf und ab. Wenn Ihre Hände zur

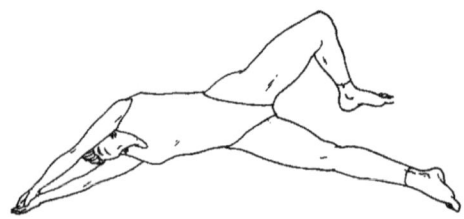

Dehnungsmassage

Ausgangsposition zurückkommen, geht die linke Hand auf den Bauch und die rechte Hand in das Kreuz.

Massieren Sie jetzt mit beiden Händen Ihr rechtes Bein auf und ab.

Wechseln Sie so die Position Ihrer Hände auf dem Körper, und massieren Sie beide Beine einige Male.

Drehen Sie sich auf die Seite und dann auf den Rücken, und ruhen Sie sich aus. Vergleichen Sie Ihren Körperabdruck jetzt mit dem zu Beginn der Lektion. Nehmen Sie sich ausreichend Zeit, um sich auszuruhen, bevor Sie aufstehen.

7 Dehnen und Strecken

Eine häufige Reaktion auf Streß besteht darin, den Mittelteil des Körpers anzuspannen. Was als eine momentane Schutzreaktion in einer Krise gedacht war, ist bei vielen zu einem chronischen Zustand geworden. In dieser Lektion werden Sie verschiedene Möglichkeiten kennenlernen, die Beweglichkeit in Ihrer Taille zu erhöhen. Die Bewegungen der Arme oder des Kopfes setzen die Teilnahme des ganzen Körpers voraus, wenn Überlastung und Überanstrengung vermieden werden sollen. Um mit den Armen leicht greifen zu können, müssen Sie die Verbindung der Arme mit dem Oberkörper und Becken verstehen.

1. Legen Sie sich auf Ihre linke Seite, beugen Sie die Hüften und Knie in rechten Winkeln, und strecken Sie Ihre Arme in Brusthöhe vor sich aus. Die Handflächen und Finger Ihrer Hände liegen aufeinander, die Ellbogen sind gestreckt.
Gleiten Sie mit Ihrer rechten Handfläche langsam über Ihre linke Handfläche, und strecken Sie sie aus, um den Boden davor zu erreichen. Gleiten Sie mit der Hand dann auf Ihren linken Oberarm zurück. Spüren Sie mit Ihrer rechten Hand Ihren linken Arm und den Boden. Wiederholen Sie diese Bewegung mehrere Male. Sie werden merken, daß Ihr Bewegungsspielraum ganz natürlich zunimmt, wenn Sie diese Bewegung wiederholen. Welche Veränderung ermöglicht es Ihnen, mit der rechten Hand jetzt weiter zu reichen? Hilft Ihr Rücken dabei? Hilft Ihr Becken dabei?

> Wenn diese Stellung für Ihren Hals anstrengend ist, können Sie ein gefaltetes Handtuch unter Ihren Kopf legen, damit der Hals unterstützt wird. Wenn Sie die Ellbogen nicht leicht ausgestreckt vor sich ruhen lassen können, sollten Sie versuchen, Ihre Seitenlage etwas zu verändern. Wenn Sie leicht nach vorn geneigt sind, werden Sie den oberen Ellbogen etwas beugen müssen. Wenn Sie zu weit nach hinten geneigt sind, werden Sie Schwierigkeiten haben, die Finger aufeinanderzulegen.

2. Bringen Sie, wenn Sie das nächste Mal mit Ihrer rechten Handfläche über die linke Handfläche gleiten, die rechte Hand über Ihre Brust. Machen Sie langsame, faule Bewegungen. Gehen Sie nur so weit,

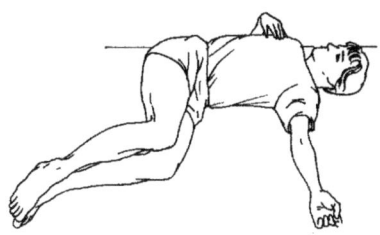

wie es Ihnen leichtfällt und wie Sie entspannt atmen können. Es ist in diesen Lektionen wichtiger, eine entspannte, gleichmäßige Atmung zu bewahren, als besonders weit zu kommen.
Wiederholen Sie diese Bewegung mehrere Male, und ruhen Sie sich dann auf dem Rücken aus.

Achten Sie darauf, daß Ihre Hand immer voll und weich auf einem Teil Ihres Körpers oder auf dem Boden liegt.

3. Drehen Sie sich wieder auf die Seite, Knie und Füße aufeinander, und legen Sie Ihre rechte Hand auf Ihre Stirn; der Ellbogen zeigt senkrecht in die Luft. Drehen Sie Ihren Kopf langsam zum Boden und wieder zurück, und spüren Sie, wie sich Ihr Ellbogen dabei bewegt. Was passiert mit Ihrer Taille? Was passiert mit Ihren Rippen?
Versuchen Sie, wenn Sie das nächste Mal rollen, Ihren Ellbogen auf den Boden vor sich aufsetzen zu lassen. Können Sie den Ellbogen hinter sich bringen, wenn Sie Ihren Kopf zurückrollen? Spüren Sie, wie sich Ihre Brust öffnet und wie sich Ihre Taille bewegt. Strengen Sie sich nicht an, um diese Bewegung auszuführen. Machen Sie sie statt dessen jedesmal langsamer und aufmerksamer.
Ruhen Sie sich auf der Seite aus, und lassen Sie Ihre Ellbogen und Handflächen dabei aufeinanderliegen.

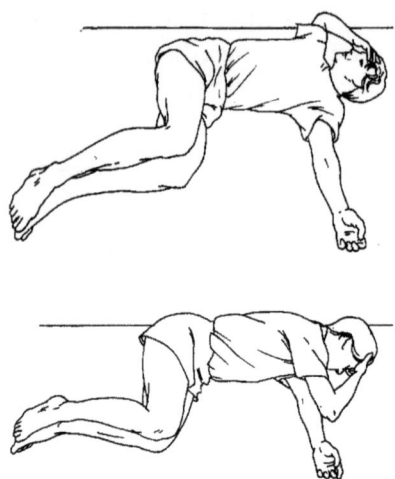

4. Gleiten Sie mit Ihrer rechten Handfläche langsam über Ihre linke Handfläche, nach vorn auf den Boden und dann zurück bis auf Ihre Brust. Können Sie Ihren Arm ganz über Ihre Brust bringen? Können Sie ihn bis zu Ihrer rechten Schulter bringen? Können Sie ihn hinter sich bringen, bis der rechte Handrücken auf dem Boden aufliegt? Das wird einfacher, wenn Sie Ihre Knie etwas auseinander kommen lassen und auf die Bewegung Ihres Beckens auf dem Boden achten.
Ruhen Sie sich auf dem Rücken aus.

5. Drehen Sie sich auf Ihre rechte Seite. Ihre Hüfte und Ihre Knie bilden rechte Winkel, Ihre Arme liegen ausgestreckt auf Brusthöhe vor Ihnen, die Ellbogen sind gestreckt, die Handflächen und Finger liegen aufeinander. Gleiten Sie mit Ihrer linken Handfläche langsam auf der rechten Hand nach vorn auf den Boden und dann zurück bis auf Ihren linken Oberarm. Können Sie Ihren linken Arm auf Ihre Brust bringen? Fällt Ihnen die Bewegung auf dieser Seite leichter? Können Sie den linken Arm hinter sich bringen?
Ruhen Sie sich aus, und lassen Sie dabei weiter die Finger beider Hände aufeinanderliegen.

Dehnen und Strecken

6. Legen Sie Ihre linke Hand auf die Stirn; der linke Ellbogen zeigt dabei senkrecht in die Luft. Drehen Sie Ihren Kopf etwas nach vorn und dann zurück. Spüren Sie, wie sich Ihr Ellbogen in der Luft bewegt. Können Sie die Innenseite Ihres Mundes spüren? Ihre rechte Kniekehle?
Drehen Sie sich langsam nach vorn, und ruhen Sie sich auf der Seite aus; die linke Handfläche bleibt auf Ihrer Stirn, der linke Ellbogen ruht auf dem Boden.

7. Drehen Sie sich auf Ihre linke Seite, und nehmen Sie wieder die gleiche Stellung ein. Verschränken Sie Ihre Hände, und schieben Sie Ihr rechtes Knie langsam über Ihrem linken Knie vor und zurück; lassen Sie Ihre Füße dabei zusammen. Lassen Sie Ihr Becken und Ihre Taille eine leichte Drehung ausführen, während Ihre Ellbogen weiter gestreckt bleiben. Können Sie die Drehung in Ihrem Becken deutlich wahrnehmen?
Ruhen Sie sich auf der Seite aus, und lassen Sie Ihre Handflächen aufeinanderliegen.

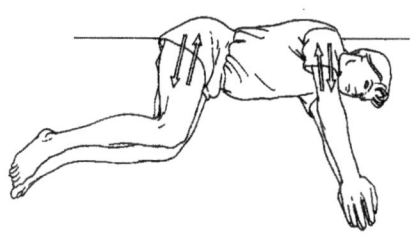

8. Gleiten Sie mit Ihrer rechten Hand auf der linken Hand nach vorn zum Boden, und bewegen Sie gleichzeitig das rechte Knie auf dem linken Knie in die entgegengesetzte Richtung. Wenn Sie dann Ihre rechte Hand zurückziehen, schieben Sie das rechte Knie nach vorn. Wiederholen Sie diese Bewegung einige Male, bis dieses gegenläufige Gleiten von Hand und Arm leichter wird. Achten Sie darauf, daß Sie leicht und gleichmäßig weiteratmen. Lassen Sie sich Zeit, diese Bewegung zu lernen.
Ruhen Sie sich auf dem Rücken aus.

9. Drehen Sie sich auf Ihre rechte Seite, Ihre Ellbogen sind vor Ihnen ausgestreckt, Ihre Hände sind verschränkt. Schieben Sie Ihre linke Hand auf der rechten Hand nach vorn und gleichzeitig Ihr linkes Knie auf dem rechten Knie nach hinten und umgekehrt. Unterstützen Sie diese Bewegung mit Ihrem Becken. Wiederholen Sie diese gegenläufige Bewegung von Armen und Beinen mehrere Male. Strengen Sie sich nicht an, machen Sie nur langsame, leichte Bewegungen.
Ruhen Sie sich auf Ihrem Rücken aus.

8 Geölte Hüften

In dieser Lektion werden Sie lernen, Verspannungen in Hüften, Knien und Kreuz auf angenehme und vergnügliche Weise aufzulösen.

1. Nehmen Sie wahr, wie Sie auf dem Boden liegen. Richten Sie Ihre Aufmerksamkeit nach innen, und entspannen Sie sich. Setzen Sie sich dann auf, und beugen Sie Ihre Knie, so daß Ihre Fußsohlen auf dem Boden stehen. Greifen Sie mit Ihrer linken Hand von außen den Außenrist Ihres linken Fußes, nahe an Ihren Zehen, mit dem Daumen auf der gleichen Seite wie die anderen Finger. Heben Sie Ihren Fuß hoch, und setzen Sie ihn wieder auf den Boden. Wiederholen Sie diese 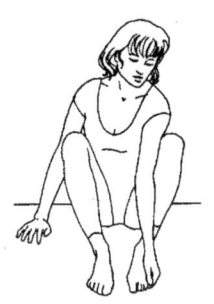 Bewegung mehrere Male. Was müssen Ihr Becken und Ihr Kreuz tun, um Sie in dieser Bewegung zu unterstützen? Stützen Sie sich bei Bedarf mit Ihrer rechten Hand auf dem Boden ab.
Wenn Sie Ihren Fuß heben und wieder auf den Boden setzen, lassen Sie Ihr Knie unter Ihrem Arm hindurchkommen, so daß es mehrere Male von der Innenseite zur Außenseite wechselt. Führen Sie die Bewegung langsam aus, damit Sie spüren können, was in Ihrem Hüftgelenk geschieht, um diese Bewegung des Knies unter dem Arm hindurch zu ermöglichen. Ruhen Sie sich auf dem Rücken aus.

2. Setzen Sie sich wieder, und halten Sie Ihren Fuß wieder auf die gleiche Weise wie vorher. Heben Sie den Fuß wieder, aber setzen Sie ihn dieses Mal auf einer anderen Stelle auf dem Boden ab. Heben Sie ihn, und setzen Sie ihn auf so viele verschiedene Stellen auf dem Boden, wie Sie aus dieser Stellung erreichen können. Bringen Sie den Fuß auf die andere Seite Ihres Körpers, und versuchen Sie auch ihn hinter sich aufzusetzen.
Ruhen Sie sich auf dem Rücken aus.

3. Wechseln Sie jetzt die Stellung, und halten Sie mit Ihrer rechten Hand den Außenrist Ihres rechten Fußes. Ihr Arm greift dabei von außen um das Knie herum. Finden Sie wie in Schritt Nr. 1 einen Weg, um das Knie unter dem rechten Ellbogen hindurchzubringen, während Sie den Fuß heben und wieder auf den Boden aufsetzen.

4. Setzen Sie sich wieder, und halten Sie mit der rechten Hand den Außenrist des rechten Fußes. Setzen Sie wie schon in Schritt Nr. 2 nun Ihren rechten Fuß auf so viele verschiedene Stellen wie möglich. Ruhen Sie sich mit ausgestreckten Beinen auf dem Rücken aus.

5. Setzen Sie sich so, daß Ihre Knie nach rechts und Ihre Füße nach links zeigen. D. h. Ihr linker Fuß wird etwas hinter Ihnen auf dem Boden liegen, während Ihr rechter Fuß in der Nähe des linken Knies liegt, oder die rechte Fußsohle sogar das linke Knie berührt.

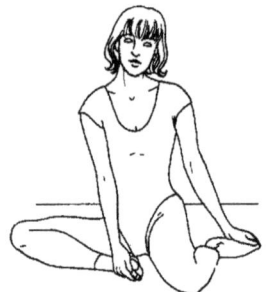 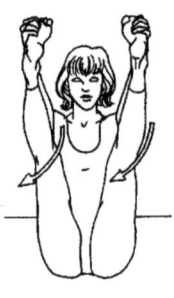

Halten Sie gleichzeitig den Außenrist des linken Fußes mit der linken Hand und den Außenrist des rechten Fußes mit der rechten Hand. Heben Sie beide Füße vom Boden, und bringen Sie gleichzeitig beide Knie unter den Ellbogen durch. Wenn Sie die Knie wieder strecken, müßten Sie wieder in der gleichen, nur spiegelbildlich verdrehten Position sitzen. Ihre Knie zeigen nun nach links, Ihre Füße nach rechts, und Ihr linker Fuß berührt das rechte Knie.

Wenn Sie in dieser Stellung Ihre Füße von einer Seite zur anderen bewegen, werden Sie gleichzeitig auf Ihrem Becken in die entgegengesetzte Richtung rollen.